边读书，边临证

香山名老中医医论 医案医话精选

主　编　赖海标

副主编　陈星谕　林鹏万　钟　晓　黄智峰

编　委　陈伯衡　陈敏婷　彭德润　余婉娴

　　　　周洁荣　缪瑞冲　阮锡洪　张灵芝

　　　　孟繁甦　曾建峰　阚丽娜

中国中医药出版社

·北　京·

图书在版编目（CIP）数据

香山名老中医医论医案医话精选 / 赖海标主编 . —北京：
中国中医药出版社，2020.11
ISBN 978-7-5132-6307-8

Ⅰ.①香… Ⅱ.①赖… Ⅲ.①医论－汇编－中国 ②医
案－汇编－中国③医话－汇编－中国 Ⅳ.① R249.1

中国版本图书馆 CIP 数据核字 (2020) 第 116864 号

中国中医药出版社出版

北京经济技术开发区科创十三街 31 号院二区 8 号楼
邮政编码 100176
传真 010-64405750
山东润声印务有限公司印刷
各地新华书店经销

开本 880×1230 1/32 印张 6.5 字数 152 千字
2020 年 11 月第 1 版 2020 年 11 月第 1 次印刷
书号 ISBN 978-7-5132-6307-8

定价 39.00 元
网址 www.cptcm.com

社 长 热 线 **010-64405720**
购 书 热 线 **010-89535836**
维 权 打 假 **010-64405753**

微信服务号 **zgzyycbs**
微商城网址 **https://kdt.im/LIdUGr**
官 方 微 博 **http://e.weibo.com/cptcm**
天猫旗舰店网址 **https://zgzyycbs.tmall.com**

如有印装质量问题请与本社出版部联系（010-64405510）

作者简介

　　赖海标，男，广州中医药大学附属中山医院党委副书记兼纪委书记、主任医师、教授、硕士研究生导师，国家临床重点专科（肾病科）学术带头人。中国中西医结合学会泌尿外科分会委员、感染与炎症学组副组长，广东省中西医结合学会泌尿外科专业委员会副主任委员，广东省中医药学会外科专业委员会副主任委员，广东省第三批名中医师承项目指导老师，岭南名医，中山市中医药学会副会长。曾荣获广东省基层优秀中医工作者、全国中医医院医疗业务管理优秀工作者、中山市十杰市民、中山市优秀专家和拔尖人才等称号。2017年9月创建"赖海标经方医学工作室"微信公众号，至今已推送中医学术文章450余篇，引起积极反响。

前言

中山古称"香山"，地多神仙花卉，故曰香山。南宋绍兴二十二年（1152）设香山县，1925年为纪念孙中山而改名为中山县，1983年底改为中山市。中山市位于珠江三角洲中南部，北接广州市和佛山市，西邻江门市，南连珠海市，东隔珠江口伶仃洋，与深圳和香港相望，是全国著名侨乡。

明、清两代曾几次编修《香山县志》，但遗憾的是，历次修志均无医疗卫生方面的专门篇章，因此有关明清时期的中医名医资料非常匮乏。民国时期中山名医辈出，有民国四大名医之一的香山刘蔚楚，曾著《遇安斋证治丛录》，以及1956年广州中医学院建院时伤寒教研室首批老师程祖培，岭南针灸名家李尘，中山市中医院建院五老余子修、周伯姚、雷金允、黎兆初、唐国华，等等。现精选部分中山市（原中山县）名老中医的医论医案医话，编撰成书，部分还加了编者按，以飨读者。

另外，本书在编写过程中参考了20世纪80年代中山市中医学会组织编印的书册，当时为油印本，内部发行，部分字迹已模糊不清，在此谨向原书作者表示衷心感谢！

本书部分内容曾在"赖海标经方医学微信公众号"中发表，得到不少读者的大力支持和热情鼓励。本书在编写过程中参考和引用了部分文献资料，在此向原作者表示衷心感谢！

由于编者的能力和水平有限，书中错漏之处在所难免，恳请广大同仁和读者提出宝贵意见，以便更正，谢谢！

本书主要参考资料如下：

1.《程祖培先生医学遗著》，彭若铿整理，中山市中医学会编印，1986年5月。

2.《余子修先生医案医论》，余北湖、雷美韶整理，中山市中医学会编印，1986年5月。

3.《吴逸然先生医案医话选》，陈伯衡整理，中山市中医学会编印，1981年12月。

4.《林德康诊余录》，林鹏万整理，中山市中医学会编印，1986年5月。

编者

2020年9月

目录

程祖培医论医案医话精选

程祖培简介

程祖培（1889—1965），字康章，号颂南，广东省中山市南朗镇亨美村人，是岭南伤寒"四大金刚"之一陈伯坛的大弟子，善用大剂经方，素有"程阔斧"之称，著有《红杏草堂医案》等著作。曾在广东陆军军医学堂、广东惠华医学专门医学校、香港大学读书。取中西医学所长，融会贯通，合炉而冶。早年悬壶于中山石岐，以用药大剂著称，自诩"医林阔斧"，踵门求诊者颇众。复办崇正医学讲习所，教授生徒，先后毕业者共八届。日寇侵华，中山沦陷，乃避难香港，开设医馆并招收学生。迨香港沦陷，又转回中山，重理旧业。1956年广州中医学院成立后调任伤寒教研室教师，时达十载，门墙桃李，遍及全国各地。

程祖培与孙中山轶事

口述：程观树（程祖培儿子，中山县人民医院原院长）。

整理：杨悦生（中山市卫生局原局长）。

孙中山先生每次到美国檀香山的时候都与广东的华侨，尤其是香山县的华侨聚会，宣传"博爱""天下为公""世界大同"的思想，主张三民主义，华侨们也赞成推翻清政府，建立新的中国，我祖父程镜湖就是其中的一个。由于同是香山县南朗人，而且我祖母就是孙中山六妹孙秋绮（1871—1912）丈夫林喜智的妹妹，因此来往较为密切。

有一次，当我祖父与孙中山谈起自己的儿子程祖培（我父亲，1889—1965）正在广州学习中医的时候，孙中山认为医者要有为大众服务的博爱精神，国家不但要有中医，而且还要有西医，以跟上世界之潮流，又认为祖国及家乡西医太少了，他希望祖父让儿子改学西医。

那时候，家乡人对西医还不够了解，片面认为西医就是要打针、开刀。如果打错针、开错刀就会死人；同时怕西医药费昂贵，负担不了。私人开业的西医也怕因"无生意"经济效益比不上中医而影响家庭收入，而且当时西药奇缺不容易采购，很难为病人配齐西药，也对西医的开展造成一定障碍。

我祖父和林喜智分别把孙中山的意见转告我父亲。1909年，我父亲考入广东陆军军医学堂学习中医，是一年级学生，当听到孙中山这一意见后，我父亲便转考入"广东惠华医学专门学校"攻读西医，民国四年（1915）毕业（现仍保存有毕业证书）。后来为什么我父亲又成为中山县名老中医呢？因为他在陆军军医学堂读中医时的教授陈伯坛是广东省"四大名医"（陈伯坛、赵学琴、黎庇留、陈月樵）之一，彼此相熟。陈伯坛开办了"广州中医夜学馆"，要求我父亲程祖培做助教，我父亲也乘此机会学习，既是助教又是学生，白天读西医、晚上读中医，同一时间毕业。

民国六年（1917），当孙中山先生知道我父亲学习和开业的情况时，高兴地说："能用中西医结合治疗疾病好。"在林喜智提议下，孙中山先生用宣纸写了一横匾，正中从右至左是"博爱"二字，右上角"祖培先生属"，左上角"民国六年"，左下角"孙文",并盖上私章,叫林喜智代交我父亲。林喜智说:"孙中山先生写这几个大字的时候,是在茶台前单腿跪下一挥而就的。"

后来,父亲回到家乡——香山县城石岐执业的时候,由于中药容易配给,而且价钱比较便宜,病人容易接受,而西药非常缺乏,价钱比中药高,为病人开了处方后往往要请单车仔(专业载客的单车工人)到澳门购买,颇为不便。所以,我高中毕业后也想学习中医,但当父亲讲述孙中山先生的希望后,我便考入广东光华医学院学习西医了,目前,我女儿、儿子也是做西医工作的。

程祖培学术见解

先生之学术见解,类多陈氏遗规。今将先生平日所讲授者,介绍如下:

一、四字伤寒——化、气、经、脉

(一)寒邪初侵,只到化。

(二)病久,则到气。如《伤寒论》云:"太阳病,下之后,其气上冲者,可与桂枝汤,方用前法;若不上冲者,不得与之。"(太阳上篇第15条)

(三)病重,则到经。所谓筋惕肉腘者是。

(四)更重,则到脉。如《伤寒论》云:"太阳病未解,脉阴阳俱停。"(太阳中篇第94条)。此则涉及脏腑,而联系到《金匮要略》。

二、伤寒与杂病之传变

《伤寒》之终始，是厥阴与太阳。

《金匮》之变衍，在经络与脏腑。

此二句，包括《伤寒论》与《金匮要略》。

厥阴为终，太阳为始。何以厥阴在前？以春为风，厥阴属风木，故以风气为先。此指无病时六经之顺行，有病时则逆行，自太阳始，到厥阴终。

三、伤寒与寒伤

（一）寒邪与人

伤寒者，人自伤于寒，六经依次传变，故其关键在传经。

寒伤者，寒自伤于人，所谓寒伤，陈修园主之最力，陈乃承张隐庵之说，盖其最心折于钱塘张氏也。

（二）传经

伤寒由经传，经传则传，经不传则不传，主动在经。《伤寒论》云："太阳病，头痛至七日以上自愈者，以行其经尽故也。若欲作再经者，针足阳明，使经不传，则愈。"（太阳上篇第8条）

（三）之为病

六经皆有"之为病"，着一"之"字，是史家大书特书的笔法。太阳之为病，"之"字紧跟太阳，则太阳自开其肩，引邪入门，其弦外之音，于此可见。然则"太阳之为病，脉浮，头项强痛而恶寒"，乃机体自作自为，其义殆有如裸身以迎风露，招寒而入，所谓"冬不藏精，春必病温""冬伤于寒，春必病温"者，可与此互参。

四、中风与风中

《伤寒论》之中风与前条义同，是人为的。如汽船撞石，由于自己不善将护，自为引致风邪。《金匮要略》之中风，实际是风中，乃风之中于人，故虽然体质好，亦能变起仓卒。如肥壮之人，或营养太过者，竟亦有中风之患，此所谓卒病。如以石撞船，防护不易，亦即"客气邪风，中人多死"者也。

五、顺逆

中医左肝右脾，其部位之解释，亦有一说，如对席而坐，相值握手，则对方之左右，适与我相反，故肝脾不能以机械之方隅言。

又如医学上顺逆一词，亦须视时、地面论。人处天地间，脚向下，头朝天，固为顺。然以孕产为例，人自母胎出腹时，头向下，脚后出，则谓之顺产。

此顺逆结合时、地等具体情况，从全面来看待也。六经之终始；其平时与病时之顺逆，亦如此。

六、《伤寒》《金匮》之主题

（一）五行六气

伤寒卒病论，所述不止六气，亦有五行。

《伤寒》以六气为主，《金匮》以五行为主。

（二）脏真

《金匮》之论点，在于脏真，脏真以五行为本，所谓"脏真通于心""脏真通于脾"等。肺以金为脏真，肝以木为脏真，类此，即五行之气化，亦即五行之真。病邪侵入，先化后气。

脏真与真脏不同，所谓"真脏脉现"者，现予脉，即为真脏。

（三）三阳二阴

五行即五气，《金匮》之五气，即三阳二阴，心为阳中之太阳，肝为阳中之少阳，肺为阳中之太阴，此属三阳；脾为阴中之至阴，肾为阴中之少阴，此属二阴。

《金匮》以三阳二阴为主，《伤寒》以三阳三阴为主。

七、三阴三阳之性属

（一）经义

三阳——太阳为父。二阳——阳明为卫。一阳——少阳为纪。

三阴——太阴为母。二阴——少阴为雌。一阴——厥阴为独使。

三阳三阴之运行：由太阳至厥阴。

（二）新解

太阳之气化，不仅总督诸阳，亦且包括六经，故最大，称为巨阳。因此，三阳为父，其象乾，性刚。

太阴禀坤之德，性柔，得土之气，属土。三阴为母，培养万物之谓也。

二阳为卫，何以故？阳明者，水谷之海，其气能捍卫阳明，居三阳之后，故阳明无所复传。益传邪者经，邪到阳明即止，以其独擅御邪也。

二阴何以谓之雌？雌者守也。所以守护其阴，即所谓雌伏。故少阴属于肾，少阴病，不得卧者死。雌伏具卧之意，不雌伏，则阴将走而不守，阴必亡失，故为难治。

一阳为纪，纪者，纪始，三阳三阴，以少阳为开始。三阴尽则一阳为始，故谓之纪。所以少阳为一阳，乃阳气之肇端也。

厥阴为一阴，何以一阴为独使？注家以善谋虑为使。经曰："膻中者，臣使之官。"谓之臣使，则必有通往来，司传达之义。故其气化，主在交往沟通阴阳，其特点为与少阳相通。厥阴之气化，不往来者死。厥阴病，不发热者，不佳。何以发热为佳？以其若能发热，即为与少阳相得。故发热为得少阳气化充分势力之表现。厥阴条下三见"今自愈"者，喜其能发热耳；发热，则以证少阳之尚存，而以厥阴从乎中见故也。

八、阴阳离合

（一）离合

《黄帝内经》"三阳之离合也，三阴之离合也"。离合何解？此离合，非有离而无合，亦非离而不合，夫太阳阳明少阳，次序井然，三阴三阳，因不得相失也。今以千层糕取譬，其层次界限，判然划分，而又浑然一体。阴阳之互相维系，其所以相合者，赖有津液为之团结，则离合连文，形容尽致。

（二）津液

阴阳离合，复有一比，即藕断丝连也。又如建筑家之砌墙，若无泥水粘接，则墙高不必及丈，亦将倾圮，泥水虽不与津液相类，殆可借喻。阴阳气化，亦端赖津液以团结之。

（三）烦躁

烦属阳，躁属阴，烦躁欲死，则阴阳互不相见，为失津液故也。其烦躁欲死，与吴茱萸汤证病情欲死而不至于死者，则以其阴阳尚存一线，为不同耳。不然，少阴篇又何独大书特书曰："不烦而躁者死！"以其只有阴而无阳，则不死何待。

程祖培对经方的运用

先生擅用经方，尝谓经方之所以可贵，在组织严密，君臣佐使，律例森然。用经方不宜加减，但有时亦略有加减。如男子缩阳，用真武汤加龙牡；脑膜炎用百合地黄汤加竹叶、薄荷；下腹部肿胀用四逆散加川椒、防己、苍术；感冒夹暑用小柴胡汤加鲜莲叶；治刚痉用葛根汤加鼠妇，治白浊用五苓散加井底泥等。然又有守原方不加减而治新患者，如用吴茱萸汤治寒浊攻眼、白通汤治病后膝冷，效果均相当显著，此伯坛老师之用药法也。至于产后发热，以小柴胡汤合当归补血汤，其效更捷。先生曰："此多年临床之证验，会心而得者。"先生治疗痛经，血热用桂枝茯苓丸合佛手散；因寒用当归建中汤，气滞用四逆散合佛手散；月水过多用温经汤，产后遍身疼痛用当归散，在临床上，都有疗效。

至若太阳中风，寒邪已罢，标阳尚未归经，症见头痛、发热、汗出、恶风，脉象浮弱而虚，来去不整，时当酷暑，先生毅然用桂枝汤，谓："亟当收回阳浮之热，即荣阴弱之汗，则头痛恶风等症自除。"本太阳病入少阳，则利用小柴胡汤以转动其枢。凡危病到山穷水尽之境，如阳根尚未拔者，可以借用栀子豉汤。至麻黄利尿，桂枝去芍药加蜀漆牡蛎龙骨救逆汤治"雷劫"，知柏八味医麻后（指麻疹后期），小建中汤封痨门，凡此皆先生用药之特色，余详《红杏草堂医案医论》中，兹不赘。

先生曰："伯坛老师尝言，吴萸、四逆、真武，不能同鼎而烹。"此指方药各有专经，非谓果不得以同煎也。益若真武证，则不当以吴茱萸汤代之。吴萸为上焦药；理中者，理中焦；真武为下焦药。理中不能用于下焦，《伤寒论》有明文垂训，其他亦然。至若四逆，四逆者，中土之脾阳衰败，阴寒由四旁而来，自手冷至腕曰厥，自手冷至肘为逆；然四逆与理中之中寒者，又自不同。

先生以医学著于邑，且又精邃文学，其论医著作，四十年前，曾发表于《香山仁言报》《中医旬刊》者甚夥，惜已散佚，搜集无多。此次整理先生遗作，得先生之哲嗣中山市人民医院程观树院长之支持，将家藏之手抄医案、医论、经验方等，交由本人整编，觉早期论著甚少，于是遍询同门诸学长，皆云："年日已久，几历沧桑，往日虽曾抄录，今已荡然无存。"不得，乃请教于先生之至交陈舜培老中医，幸陈老存有当时报纸剪辑，搜得先生医论若干篇，使本集内容更为充实，在此表示感谢。

先生治医之余，雅好吟咏，故其遗作中，尚有《杏花吟馆诗钞》一卷，《医林碎磨》一卷，此卷中有医学笔记、医学小说、医学寓言、医学韵对等。他日有缘，当陆续整编付印。本书最后定稿，曾请广州中医学院邓铁涛、赵思兢教授审阅，特此致谢！

1986年5月受业彭若铿谨谚识于中山市中医院

黄疸病释义

《金匮要略》黄疸门第1条曰："寸口脉浮而缓，浮则为风，缓则为痹，痹非中风，四肢苦烦，脾色必黄，瘀热以行。"程林曰："脉得浮缓者，必发黄，故伤寒脉浮而缓者，系在太阴，太阴者，必发身黄。今浮为风，缓为痹，非外证之中风，乃风热蓄于脾主，脾主四肢，故四肢苦烦，瘀热行于外，则发黄也。"陈英畦曰："本条是仲师释黄疸病提纲。"下条开始说谷疸，女劳疸居第二，酒疸又其次。唯酒疸凡六见，谷疸则三见而已，女劳虽两条，却与男子黄合写，以其同是小便利，仲师迟迟而后点出"病黄疸"三字，黄疸病亦五条，而诸黄，黄家都缩入黄疸上说，故连累而及之也。何以本条先提个"痹"字耶？为下文"黄家所得，从湿得之"二语而发。湿家病，何尝非"身色如熏黄"，又曰："面黄而喘。"顾同是湿也。湿痹之候，痹着黄亦着；本证黄行痹亦行。盖风为百病之始，先寒而至者风，与湿相得者寒，有湿在，不得谓风寒无分子也。下条曰"风寒相搏"可见矣。

按：本证细心体会，必寒湿相益，乃酿成热色之黄。夫热病皆伤寒之类；毕竟本证之黄，是湿色加于脾色之上，故曰必黄，不曰必行，只可谓之瘀热以行，脾色如故也。倘瘀热行未毕，黄色必无了了之时，法当假道小便以去黄，黄去，而后小便告肃清也。

黄疸分类：谷疸、女劳疸、酒疸、黄家、诸黄、男子黄。

（一）谷疸

1. "风寒相搏，食谷即眩。谷气不消，胃中苦浊，浊气下流，小便不通，阴被其寒，热流膀胱，身体尽黄，名曰谷疸。"

按：本条曰"风寒相搏"，风胜则增热，寒胜则增寒，而风又胜湿，寒复胜热，每食遂被其纷扰。曰"谷气不消"，是谷未熟，而浊气同归于尽，迥非胃家所乐受。曰"胃中苦浊"，即苦眩所迫而形，宜其无浊气归心之望，只有下流而已。曰"小便不通"，可想是浊气不能出下窍。曰"阴被其寒"，反无裨于远浊，瘀热又从而梗阻之。曰"热流膀胱"，膀胱者，胞之室，瘀热即身黄之内应，特其血非结，故曰流，上言瘀热以行，即其候也。

2."阳明病，脉迟者，食难用饱，饱则发烦，头眩，小便必难，此欲作谷疸，虽下之，腹满如故，所以然者，脉迟故也。"

按：本证亦见于伤寒，彼证举例以胃家之未实，恐人以大承气汤误攻其发黄，明乎发黄无胃实，胃实则无发黄，唯脉迟，又似与攻里无抵触，拘泥看其脉象，而不顾及其食谷，究未得真相也。若悍然以大承气汤攻之，则中土未有不下陷者也。曰"食难用饱，饱则发烦"，可知即"热则消谷"之现象。曰"头眩"，即"谷气不消"之现象。假令大便反易，纵饱食亦泻而不存。曰"小便必难"，又失传化之效用，其为"浊气下流，小便不通"无疑义。又曰"此欲作谷疸"，此较上条成立谷疸略为迟，而本证谷荒尤过之，不可下也。若虽下之，则腹满如故。上条食则为满，满在胃，其满有遁形；本证之满，满在腹，其满无遁形。两满字，是借作胃家实之陪客，若滥与大承气，其弊不止此。所以然者，脉迟故也。脉迟乃谷疸之报信，盖必酝酿久之，热邪流散其浊气，而后表实里不实之证成，当须以大黄硝石汤下之，不可以大承气攻之也。

3."谷疸之为病，寒热不食，食即头眩，心胸不安，久久发黄，为谷疸。茵陈蒿汤主之。"

按：上两条，一则曰"小便不通"，一则曰"小便必难"，其端倪可从食谷上审出。本证前无信息，且曰"不食"，又曰"食即头眩"，食后不言满，食时不言饱，积谷有限可知，以何物酿成谷疸耶？曰"心胸不安"，不至发烦者，幸非饱食，其不安也，隐以牺牲浊气为可惜，欲排泄浊气而无从，是食入亦一苦事，食入于阴，不能长气于阳，写"不安"以形容其苦浊，无非写发黄于未黄之先。曰"久久发黄"，唯上工为能治未病，久久何至有发黄，若徐徐而俟之，或十日以上，共见其为谷疸，中工未始无建白之余地也。

方解：茵陈蒿汤见于《伤寒论》，其一为阳明病，热越仍发黄；其一为伤寒七八日，身黄如橘子色。必伤寒而后有谷疸，乃胃家实之陪客，证据在"寒热"二字和"不食"二字。上言"阴被其寒，热流膀胱"，其消息在"胃中苦浊，浊气下流"二语，故不曰"久久发黄"，明告中工以"身体尽黄"之显著。又特书"名曰谷疸"四字，令中工习闻"谷疸"之名，免失"欲作谷疸"之实也。唯伤寒发黄无下法，谷疸条下无"当下之"三字，黄疸病而言"当下之"者，从湿得之之黄家，与伤寒得之之发黄，不能一例看也。寒之热，则热未实；湿之热，则热易实。谷疸无里实，黄疸有里实故也。女劳疸、酒疸，只有腹满，仍满而不能实。二证纵无下禁，而酒疸则置硝黄于不禁，女劳则取硝不取黄，而曰病随大小便去，叨乎其与下法有异同也。本方之方旨，不君大黄，故不先煮大黄，而先煮茵陈者，盖先煮则药力后行，后纳栀子、大黄者，盖后纳则药力先行也。方中大黄非仅以攻下见长，自有推陈致新之潜力，"通利水谷，调中化食"二语，乃仲师取材于《本草经》也。然犹恐药力稍峻，合栀子之黄，以黄投黄，则纯为发黄作用而设。尾以经冬不凋之茵陈，率二药入寒水之经，服后从无下泻之理。方下云"分温三服，小便当利"，大黄已让功于栀、陈矣。曰"尿如皂角汁状"，形容赤米之深色者，写黄疸之变也。曰"色正赤"，色莫正于脾色之黄，黄而加赤。曰"一宿腹减"，减满更减实，不明言其满，殆不明言其实。曰"黄从小便去"，不曰黄从大便去。吾谓仲圣操纵大黄，并操纵栀子，与下文栀子大黄汤、大黄硝石汤，异曲同工也。

（二）女劳疸

"黄家，日晡所发热，而反恶寒，此为女劳得之。膀胱急，少腹满，身尽黄，额上黑，足下热，因作黑疸。其腹胀如水状，大便必黑，时溏，此女劳之病，非水也，腹满者难治。用硝矾散主之。"

尤在泾曰：黄家在日晡所，本当发热，乃不发热而反恶寒者，此为女劳，肾热所致，与酒疸、谷疸不同。酒谷二疸，热在胃，女劳疸，热在肾，胃浅而肾深，热深则外反恶寒也。膀胱急，额上黑，足下热，大便黑，皆肾热之征。虽少腹满胀，有如水状，而实为肾热。此为气内蓄，非脾湿而水不行也。

陈伯坛曰：本条女劳，虽不失于寒热，寒热亦阴阳之见端也。以其从下焦交迫而来，热由肾出，则膀胱惊寒，曰"膀胱急"。寒水泛滥于两旁，故小腹不满。"少腹满"，少腹不足言。可骇处，在太阳不克自有其一身，曰"身尽黄"，发身黄者太阴也，以太阴而布化于太阳，则太阳翻作太阴矣。曰"额上黑"，足太阳脉起于目内眦，上额交巅，为何仅留一点阳气在额上耶？无如其没收太阳之热色，呈现太阳之寒色，寒而曰黑，北方黑色，入通于肾也。

宜乎其形上者寒，形下者热，曰"足下热"，手足太阳又易位矣。曰"其腹胀如水状"，此又因中土不王，则肾水膨胀，致土不成土，如以水状易其土，其水非自无而之有也，乃欲自有而之无也，上文小便自利，腹如水状者不治，太息其不能留无尽之藏也。曰"大便必黑"，亦非自利黑水也，泻其黑，所以存其黄，而土气始复。曰"时溏"，黄黑相间之溏，未始非便宜其大便。申言之曰"此女劳之病，非水也"，非五水之水，浸淫其身也。曰"腹满者难治"，恐腹满为脏寒所致，治大便易，治小便难，女劳病之去路在二便，可治不可治之关头在腹满，苟无不治之见存，焉知其难治之势迫，难治二字，非提醒中工退一步想也，乃令其迫紧一步想也。硝矾散主之。

方解：硝石（熬）、矾石（熬）各等份。

上二味为散，大麦粥汁和服方寸匕，日三服，病随小便去。小便正黄，大便正黑，是其候也。

按：观诸方下曰"病从大小便去，小便正黄，大便正黑"，黄有黄去路，黑有黑去路也。何以谓之正耶？正以示其鹄，黄去不复黄，小便以黄为鹄；黑去不复黑，大便以黑为鹄。两正字，犹云不加多、不减少之词也。叮咛之曰"是其候也"。殆谓从默化潜移上讨消息，其候始著者也。立法立方，真匪夷所思矣。而二石可以禳女劳，个中有神秘之学在。芒硝之墙壁为硝石，着于湿土，灵在见火即焰，与黑疸相若，一闪而焰自熄，显非劳火所能侵，熬黄取其未脱离土气也，能找黑粪而出者，已消灭劳火于无形。而矾石最酸收，其效力则依人为变化，可以补不足，可以损有余，一面利小便，一面约小便，仲师用以代行妇人之经水，兼消白物之源，已属离奇之制作，尤妙在烧之成胚，转与人形相若。此虽涉于祝由之所为，而溺情之魔障，写入衾影中，有女流以为之伴，是鬼物无非劳病之怅。烧矾石，即奇形之印象，合硝石之霜威，粉之为散，邪祟还能复活乎？大麦粥汁，和服方寸匕，以助行其便溺，免令小便自利耳。且矾能却水，乃打消脚气之良药，用以针对水状，尤为周密。在服之者，莫名其妙，唯中工只有叹与药之难而已。

（三）酒疸

1. **"心中懊憹而热，不能食，时欲吐，名曰酒疸。"**

按："心中懊憹而热"，酒后状态则如此，谷疸无此酒态也。下文酒疸，又曰"心中懊憹而热，或热痛"，栀子大黄汤，亦无加酒之例也。且酒疸凡六见，谷疸只两见，可知食谷有限量，饮酒无限量，无怪乎嗜酒者，宁豪饮以代谷，酒客反无谷疸之虞。曰"不能食，时欲吐"，不饮而有时欲吐之情，其惯于吐可知。下条亦曰"欲吐稽吐之愈"，又何所忌于吐乎。彼证曰"必中热"，而不曰"懊憹"。本证曰"心中懊憹"，懊憹有悔意，心中烦郁又可知。"名曰酒疸"，毕竟以酒为浆之人，流弊必多于谷疸也。

2. **"夫病酒黄疸，必小便不利，其候心中热，足下热，是其证也。"**

按：酒非能发黄也，沾染谷气而后黄。《灵枢》谓"酒……后谷而入，先谷而液出"，非谓食谷先于饮酒也，谓谷气没收其酒以入胃，而后酒气夹谷气以旁流也。缘酒气清，而谷气浊，黄受气于浊，浊无去路，而清气已过去也。曰"其候心中热，足下热"，明乎心热非因懊憹而生，乃主血所生病，因酒疸烹炼心血所致也。其足下热之理由，是谷气为酒气所辟易，由心下及于足，《伤寒论》所谓"谷气下流"故足心热，是足热非谷为之，乃酒为之。酒气差强于谷气，所以小便不利，转令谷气不能发黄，酒气反能代之而发黄。曰"是其证也"，是指实小便不利，皆发黄之证谛也。

3. **"酒黄疸者，或无热，靖言了了，腹满欲吐，鼻燥，其脉浮者，先吐之，沉弦者，先下之。"**

按：上条谷气形下不形上，酒气幻为谷色之黄，一面心热，一面足热，其明证；本条谷气在里不在表，酒色掩尽谷气之黄，一面无热，一面腹满，其阴证。盖太阴脾主腹，太阴当发身黄也，然必发热，方是发黄之见端。下文言肚热里热，于是一身尽发热而黄，可例看也。其主要之诊断，在乎脉。曰："其脉浮者，先吐之，沉弦者，先下之。"除却下文栀子大黄汤四味，尚有何方能吐下兼施乎？窃以为当以栀子、香豉行吐法，以大黄、枳实行下法。吐谷先，而酒疸有分子；下谷先，而酒疸有分子。分一方为两方，合两证为一证也。不然，若俟谷疸成立，吐之则烦又加，下之又腹满如故矣。

4."酒疸心中热，欲呕者，吐之愈。"

按：本条曰酒疸，不曰酒黄疸，明乎脱离谷疸以立证也。曰"心中热"，与第二条"病酒黄疸……其候心中热"不同论。上条心中热，非因懊侬而生，乃主血所生病，酒疸烹炼其心血，此后食气入胃，其归心之浊气，因热血为转移也。本证心中热，是因酒气而入心中，假定心部为临时之热，专与心中为难耳。盖诸血皆属于心，非酒与心战，乃血与酒战，将见其血玄黄矣。曰："欲呕者，吐之愈。"上条谷疸未成"先吐之"，无愈字，本证酒疸将成仍未成，曰"吐之愈"。补末句一吐字，便打消其酒疸，可知仲景方，自泛应而不穷矣。

5."酒疸下之，久久为黑疸，目青面黑，心中如啖蒜齑状，大便正黑，皮肤爪之不仁，其脉浮弱，虽黑微黄，故知之。"

6."酒疸，心中懊侬，或热痛，栀子大黄汤主之。"

魏念庭曰："为实热之邪立法也。栀子、大黄，大苦寒之品，以泄之，枳实以开破之，香豉以升散之，酒家积郁成热，非此不当其施也。"

徐彬曰："前酒疸正条，尚有不能食，欲吐后，各变证，如小便不利，足下热，腹满不一。此独举心中懊侬，为酒疸第一的据也。"

喻氏《医门法律》云："此治酒热内结，昏惑懊㤅之剂。然伤寒证中有云'阳明病无汗，小便不利，心中懊㤅者，身必发黄'是凡热甚于内者，皆足致此，非独酒也。"

按：本节仲师注重个"痛"字，盖必酒疸病，以不痛为等闲，本证当如酒疸之最剧。独是本方在伤寒，名曰栀子豉枳实汤，治瘥后劳复加大黄如博棋子大五六枚。彼方用以治宿食，命方固异，煮法亦不尽同，彼方末句曰"覆令微似汗"，大黄乃下药，非汗药也，分明责大黄以治宿食；本证又无取汗之必要，分明责大黄以治黄疸也。况彼方以清浆水七升空煮，取四升而后纳诸药，淘米水，非取汗于谷哉？本方不尔也。仲师往往证治若两歧，徒劳中工之梦想，殊不知上下文痛状不胜书，彼按之心下痛者为实，师曰"当下之"，则以大柴胡汤承其乏；本证亦痛在胃络耳，胃络上通于心下，就令小柴胡汤，亦令上焦得通，通则不痛矣。孰意其痛不在心下，而痛在心中，则中工歉然矣。同是心中懊㤅而热，曰或热痛，非谓或热或不热也；谓或痛或不痛，乃带热而痛，与或无者不同论也。欲降心下之痛，行顺取法；还而肃清心中之热，行逆取法。四味药有彻上彻下之回环力，何所顾忌而不用栀、黄乎。方旨详于后。

方解：茵陈蒿汤，大黄硝石汤，非有栀子、大黄哉？彼二方，一治谷疸，一治黄疸耳，酒疸非其匹也。在茵陈汤内，则利前部；大黄硝石汤，则利后部。岂非与硝石矾石，异曲同工哉。不知茵陈蒿汤，非先煮茵陈为后盾，栀黄必趋后不趋前，从何得小便；大黄硝石汤，非纳硝石为先导，栀黄又走中不走下，从何得大便乎。正唯本方不求病从大小便去，但求四味药，宛转于沸腾之内，四味药遂顺逆行于方寸之地，三服则病若失，何庸计及其小便之黄不黄，大便之黑不黑乎。

（四）黄家

"诸病黄家，但利其小便；假令脉浮，当以汗解之，宜桂枝加黄芪汤主之。"

按：沈明宗曰"此风多湿少，邪机向表，通治之方也。诸病黄家，乃胃中湿热酿成，而湿性下流，当以下驱为顺，故但利小便而为常法。假令脉浮，则湿少风多，而风性通扬，邪机在表，当以汗解，不可拘利小便为常矣。故用桂枝汤和营卫，而解肌表之邪，风为表虚，加黄芪而实腠理也"。

黄家即黄疸之通称，曰"但利其小便"，盖利小便，乃治黄之大法。上文治黄诸方，或吐之，或下之，有治法无治方也。除却茵陈蒿汤有"小便当利"四字；猪膏发煎，有"病从小便出"五字；硝石矾石散，曰"病随大小便去"，却分两路去，非一路去。曰"假令脉浮，当以汗解之"。盖脉沉，皆发黄者其常，脉浮属黄家者其偶，假令二字，是形容未见惯之词，明乎脉浮非易得也。盖沉为阴脉，须更新其阳，法当下；浮为阳脉，须更新其阴，法当汗故也。下药所以求助于阳者，阴生于阳，谓之以阳法救阴，汗药所以求助于阴者，阳长于阴，谓之以阴法救阳。太阳太阴，乃阴阳两大部，身部即太阳之范围，腹部乃太阴之范围。黄疸病，则身之表，腹之里，无两全矣。下法姑勿论，汗法则桂枝在所必行。曰"当以汗解之"，以汗解太阳者半，以汗解太阴者亦半也。桂枝汤则双方绾照矣，加黄芪以尽其法，则阳黄阴黄无所遗，方旨详于后。

黄疸病，无所谓之阴黄、阳黄，首条"瘀热以行"四字，仲师已一口道破其病因，《伤寒论》阳明篇两言"瘀热在里，身必发黄"，可引证也。喻嘉言创阴黄阳黄之说，误会发于阴部，发于阳部二语，以为阳黄即黄而热，阴黄即阴而寒。沈目南则以气分血分释阴阳，无非参以阴阳之臆说。不知黄疸初起，始有发于阳部发于阴部之足言，久之则阴阳皆受病，只有阴阳疑似以惑人。苟第从表面上观察，明知太阴当发身黄，无如太阴之气化无存在，太阳之面目已非，从何确定其发病之始，是阴主动，抑阳主动乎？脉合阴阳者也，篇首揭出曰"脉浮而缓"，非先写太阴发黄之脉哉！亦本无所谓之脉沉，沉脉又为里实写照，沉为在里，里字可为阴部注脚，太阴始终实其里，急当救里；唯有一法以救表，转言之曰"假令脉浮"，喜其至今尚未脱离浮脉，浮为在表，表字可为阳部注脚，太阳始终实其表，急当救表。唯有汗救表，非一定行大黄硝石，黄疸非下利，反以四逆汤为误治，救表则限定行桂枝，表实因发黄，仅与桂枝汤为未足。唯加黄芪，则黄芪翻作桂枝用，收回太阳黄色，归还太阴，则太阴受其赐；桂枝又翻作黄芪用，提升太阴之土气，复活太阳，则太阳受其赐。所谓以阴法救之者，双绾太阳太阴之开力，实则表里两解也。阳法阴法云者，一法化为二法耳。上文脉沉条下曰"皆发黄"，凡发黄皆阴黄可知，盖阴病见阳脉者生，浮为阳脉故也。

（五）诸黄

1."诸黄，猪膏发煎主之。"

尤在泾曰："此治黄疸不湿而燥者之法。"《伤寒类要》云："男子女人黄疸，饮食不消，胃胀热生黄衣在胃中，有燥屎使然；猪膏发煎，服之则愈。"

程林曰："扁鹊有疗黄经，《明堂》有烙三十六黄法，皆后人所未见，唯《圣济总录》，载三十六黄，方论详明，治法始备，今猪膏发煎，能治诸黄，当是黄之轻者，可从小便而去。至若阴黄急黄，女劳之属，岂本方所能治乎！"

按：下文亦书"诸黄"二字，曰"腹痛而呕者"，则有柴胡汤在。同是诸黄，已当别论，可悟诸字，非公共话头。不曰"身黄"者，仲师特撇开身必发黄以立案矣。盖数之不尽之黄，故曰诸，非必身黄与橘子色浑相若，觉毛窍之黄尤周密，无如其介于能发黄不能发黄之间者，故约略言之曰诸黄。明乎其有诸内，而不尽形诸外也，皆由合精之毛脉，无力以启闭其藩篱，故黄反入里。从表面观之，不过略见浅淡之黄，而看入一层，诸黄已为瘀热所反迫，且埋没其太阳于表里，宜其不呈现太阳之浮脉，则汗解无消息。此等表实与里实无异，岂桂枝加黄芪汤所能收拾乎？唯有乞灵于少阴肾，故主猪膏发煎而已。少阴肾其华在发，发亦血之余也，以乱发融入血海之中，岂徒祛瘀生新已哉。本证之机关在肾脏及膀胱，膀胱者，胞之室，方下云"病从小便出"者，端赖肾间动气为转移，血室膀胱其应耳，得小便则自去。上言利其小便，即此之由，盖气化行，则太阳无不活现之理，是亦不汗解之汗解也。

方解：猪膏半斤，乱发（如鸡子大）三枚。

上二味和膏中煎之，发消药成，分再服，病从小便出。

沈目南谓本方为润燥之品，是针对阴黄以立方。下文柴胡汤亦主诸黄，吾得而断之曰：黄疸多数太阴病，往往不利于太阳，阳也而阴法莫违焉。篇内曰"难治"，曰"易治"，视夫疸而渴与不渴耳。总之仲师手挥目送之视无形，当以关顾中央土之本色弊不弊为准绳，而后出其方以改换太阳为色相，此非尽人所能喻也。宜乎条内以不治为起例，三见难治二字，只有一愈字，一瘥字而已，意深矣夫！

2."诸黄，腹痛而呕者，宜柴胡汤。"

《医宗金鉴》："呕而腹痛，胃实热也。然必有潮热便硬，始宜大柴胡汤两解之；若无潮热而便软者，则当用小柴胡汤去黄芩，加芍药和之可也。"

按：上条诸黄，黄在毫毛一部分；本条诸黄，黄在腠理一部分，比诸毫毛又略深一层矣。于何见之？柴胡汤条下，可以证明之。伤寒太阳病，面目及身黄，则柴胡汤不中与；阳明病，一身及面目悉黄，则柴胡汤尚可与，究非柴胡之的证也。可知诸黄实非黄家之属，不过诸如此类之黄色，不属黄之属黄，依稀辨之，其诸异乎人所共见之黄，抑亦可与黄家为邻焉已。上文黄家一路无痛字，虽肚热不言痛，独酒疸一条曰"或热痛"耳。曰"腹痛而呕"，上言"发于阴部其人必呕"，明乎其脾气为主动，胃气为被动，故使呕耳。斯关腠理之黄，中焦亦瘀热之旋涡也。夫腠者，三焦通会元真之处，三焦失职，则五脏皆郁而不宣，其腹痛也，亦脏腑相连使之然。其迫而为呕也，亦呕出中焦使之然。本非柴胡证，却可与柴胡证同消息。曰"宜柴胡汤"，宜大柴胡耶？宜小柴胡耶？抑宜大柴胡而小柴胡可以代，宜小柴胡而大柴胡可以代耶？师又未明言也。师言"按之心下满痛实"，曰："当下之，宜大柴胡汤。"本证又但痛而不满也，未与小柴胡，无从证明其呕与不止也。毕竟大柴胡转入内，小柴胡转出外，大柴胡稍逊矣。况本证以开太阳为急务乎！

（六）男子黄

"男子黄，小便自利，当与虚劳小建中汤。"

《医宗金鉴》中高世栻曰："女为阴，男为阳，阴主血，阳主气。男子黄，阳气虚也。黄者，土之色，阳气虚；而土色外呈，中无湿热，故小便自利，此为虚也。"

尤在泾曰："小便自利者不能发黄，以热从小便去也。今小便利，而黄不去，知非热病。乃上虚而色外见，宜补中，而不可除热者也。夫黄疸病，湿热所郁，故在表者，汗而发之；

在里者，攻而去之，此大法也。乃亦有不湿而燥者，则变清利为润导，如猪膏发煎之治也。不热而寒，不实而虚者，则变攻为补，变寒为温，如小建中汤之法是也。"

按：本条语气，举黄以例劳，实则举女劳以例虚劳。女劳之黄，已为群医所公认，独虚劳病无黄字，仲师特于本条补个"黄"字入虚劳，并补女劳入失精家之虚劳。曰"小便自利"，黄疸病中，独女劳疸曰"小便自利"，其余小便不利皆发黄。夫谷生于精，失精则失谷，有精彩之黄，与无精彩之黄，可以欺群医，不能罔上工也。不观五劳条下之"肌肤甲错，两目黯黑"乎！二语又与黑疸相类，仲师合五劳六极七伤而约略言之，中有"房室伤"三字也。小建中汤条下，又明言"里急，股中痛，梦失精"矣。问诸食不消化之男子，有胀中急痛否乎？幸而劳疸未呈者，尚在小便不利时期耳。似令猝然小便自利，将与腹如水状之膀胱急，同归于尽未可知。曰"当与虚劳小建中汤"，非借方治女劳也，小建中正为治女劳地步，故曰"当与"。当提前立治法，上工所为治未病也，宁以硝矾散为后盾。若防女劳已成立，则视额上之黑不黑以为定衡，此仲师保障群伦之德意。有建中汤在，就令虚劳初得病，无论男女，亦皆受其赐，非独大有造于男也，且大有造于女也。故本条特书曰"治男子黄"，侧重在男子一方面，盖男子得虚劳黄病为最多数，《易经》不云"劳乎坎"语乎？男子入房太甚，宗筋弛纵，往往得失精家之病为见惯。仲师大声疾呼。一则曰"女劳疸"，一则曰"男子黄"，可悟黄疸病，皆不慎房帏使之然。群黎当深省"慎房室"之一训一戒，不啻可作暮鼓晨钟也。岂独黄疸病唯然乎！

桂枝二越婢一汤方新解

《伤寒论》云："太阳病，发热恶寒，热多寒少，脉微弱者，此无阳也，不可发汗，宜桂枝二越婢一汤方。"仲师著本条，只寥寥三十二字，则巧思绮合，足微方旨之奇。且方下云："本方当裁为桂枝汤、越婢汤，合饮一升"。今合为一方，桂枝二越婢一，尤令人莫测高深也。吾辈读古人书，学古人法，应如何参透方中真诠，乃得心心与古人相印。不才如仆，别有会心，想同业诸君，不以新奇笑我也。夫《黄帝内经》非谓"三阳为父，三阴为母"乎？则太阳父也，一之称；太阴母也，二之称；手太阳与太阴，相匹偶者此也。足太阳又一之二，手太阳又二之一，交互其一二，匹偶之骈焉者也。既以足太阴脾之称称桂枝，自当以手太阴肺之称称越婢。婢者，妾也，婢妾而赴前敌，于以见桂枝之偶具无猜也。夫手太阴取意于婢者何？《金匮要略》越婢汤明是肺家药，一治肺胀，一治身肿，皆脉浮者主之。且肺为娇脏，婢之云者，殆娇肺之小名词乎。婢而称越者何？有僭越之义，以其分卑而位高，僭越之婢，难与夫敌，有逾越之义。以其背内而驰外，逾越之婢，不事妇随，仲师宠之而特贬之之词，此命方之旨也。吾更知仲师不独用兵如用药，且尤御寇需妇人。全条着眼在无阳二字，盖无阳非亡阳之称，乃太阳之标阳，恍如晋公子出亡在外，久而未归耳。不有越婢而羁縻之，太阳必无思乡之一日，不然者，则大汗亡阳，急投四逆之不暇，岂越婢所能任乎！仲师以桂枝越婢治脉微弱之无阳，正如从胭脂队里，牵回流落之太阳，以越婢俨从天外飞来，正如女将军从天而下，自能灭余邪于弹指间者；譬犹以小扇扑流萤，越婢未尝折一矢，断无辱桂枝之命也。夫以桂枝之温柔聿来边成，岂屑屑与婢子较短长哉！盖有不能假手者在，以浮阳未知下落，桂枝以世妇之名义作运筹，特引抱衾以同袍，将牵征衣而并辔，凡敌体之缠绵不可及，亦巾栉之事，未易旁贷也。盖桂枝称二则善矣，越婢何以称一乎？以其体阴而用阳，且假以阃外之权，不善驭之则为越，若善驭之则为一，故曰"合为一方"，寓阳奇于阴偶之中，阴阳不能缺一也。其曰"当裁越婢桂枝汤，合饮一升"者，见得越婢本非一，不过以弧矢见长，若副以桂枝，则略为破格也。不裁者其方，当裁者其法，亦稳示正名之意也乎。嗟嗟！东山零雨之诗，行军者不弹此调久矣。今何幸又见诸仲景治太阳之无阳，遂假手于越婢乎。诚以英雄儿女之情，未遂游子室家之念，仲师体贴入微，故有如是之作也。世谓女子从军，兵气每多不扬，惜其未读仲景之《伤寒论》耳。吾谓王道必本乎人情，医道不违乎流俗，然后乃真知卓见，岂徒死于句下者，每为古人所绐哉！彼误认越婢汤，作为越脾汤解者，是亦搔痒不着者也。

编者按：本文程祖培以拟人笔法，生动诠释了桂枝二越婢一汤的方义内涵，读来引人入胜，浮想联翩。本文着重表述了以下三个观点：

1. "无阳"的含义。此语历来争论甚多，"无阳"多认为是表阳不足。经方大师胡希恕认为此中之"阳"应作"津液"解，即无阳应理解为"津液不足"。程祖培认为《伤寒论》第27条全条着眼在"无阳"二字，认为此处之无阳，"非亡阳之称"，阳应是"太阳之标阳"，即太阳气化功能的外在表现，"无阳"应是太阳气化功能减弱了，如为大汗"亡阳"的话，早投四逆汤之类来回阳救逆了。

2.越婢汤命名的含义。程祖培认为，"婢者，妾也"，越者，僭越也，有逾越之义。"恍如晋公子出亡在外，久而未归耳"，如按常理，家中男人外出未归，理应由妻子当家主政的，现妾婢直接越过妻子之尊位，"妹仔大过主人婆"，代表家庭对外处理家政，似不合常理，故有僭越之义。越婢汤是《金匮要略》方，是肺家药，"一治肺胀，一治身肿"。肺主表，为娇脏，"发热恶寒，热多寒少"为表证，肺家有病，男人外出未归，妻子不管事，妾婢虽从"胭脂队中"来，却如"飞将军从天而降"，祛邪外出，"灭邪于弹指间"，说明越婢汤效果显著。

3.合方治复杂病。桂枝二越婢一汤为足太阳桂枝汤与手太阴肺越婢汤合方。内经云"三阳为父，三阴为母"，阳药与阴药合为一方，融为一体，治疗"发热恶寒，热多寒少"，但见"脉虚弱"的虚人外感病，不能单纯发汗解表。毕竟是"浮阳未知下落"，家中男人外出，实力不济，故"体之缠绵"，不宜用猛药，既要解表清里以祛邪，又应调和营卫以固本，使祛邪而不伤正。

小柴胡汤释义

伤寒中风五六日，经气一周，又当来复于太阳。其要证往来寒热，乃太阳之枢象，欲达太阳之气从少阳以外出，非解少阳也。注家误会柴胡汤只能解少阳病，何共以管窥天耶！虽其功主转枢，能转太阳以出外，转阳明以入里，然独置小柴胡于少阳篇中，未免武断耳。考仲景原文，只有太阳柴胡证，未有少阳柴胡证。从可知小柴胡能拨动少阳，功能解枢，未有曰小柴胡治少阳。小柴胡之功不独大有造于少阳、太阳，且大有造于厥阴，能善用之，可截余邪之去路，免日后发生种种结胸痞证，盖结胸痞证，皆由柴胡不罢转变而来，故医者每遇柴胡证，万勿错过，免日后发生厥阴坏病，则难辞其咎也。柴胡证之重要既如是，岂独功主解枢，能尽其所长哉！况《本草经》称柴胡主心腹肠胃结气，无胁下二字，余药亦对于胁下无专长，独加人之牡蛎，仍非胁下不可少之药，显见小柴胡能拨动少阳，固不待言。柴胡二月生苗，感一阳初生之气而生，又禀太阳之气化，故能从少阳之枢以达太阳之气；半夏生当夏半，感一阴之气而生，启阴气之上升者也；黄芩气味苦寒，外实而中腐，能解身形之外热；甘草、人参、大枣，助中焦之脾土，由中而达外；生姜所以宣通发散，此从内达外之理也。柴胡汤辛甘化阳，苦甘化阴者也，妙能和解阴阳，调和营卫，况又有七加减法在，以曲尽柴胡之所长。去滓重煎，取和之又和，所谓潜师袭邪，攻病于不觉者也。阳明篇内载"上焦得通，津液得下，胃气因和"，可为柴胡方下铁板注脚，则小柴胡之真谛，不释而自明。

小柴胡去半夏加栝楼根汤治疟之我评

《金匮要略·疟病脉证并治》曰："治疟病发渴者，亦治劳疟。"只此寥寥十字，可悟仲景之眼光矣。盖疟者，虐也，极言寒邪虐害君主之官，实虐而谴。仲师为保护心阳起见，特主此汤，诚哉！王焘所谓"一剂如神，效如桴鼓"也。独惜唐以后注家，动以太阳柴胡证，作为疟病铁板注脚。一误在混视少阳病只有柴胡证，再误在混视疟病不离少阳病，《内经》刺疟篇具在，注家岂未之前闻乎！足三阳有足三阳之疟，足三阴有足三阴之疟，且有肺疟、心疟、肝疟、脾疟、肾疟之分，能以柴胡汤括之否乎？足太阳之疟，有先寒后热四字，庸或与小柴胡无抵触；若足少阳之疟，则寒不甚，热不甚也，卒然热多汗出甚，柴胡可以推广行之乎？最等闲者，首条曰"风发"，汤药尤当让功于饮食也。亦治劳疟句，更不对题。劳疟即冷劳，乃少阳无中见，肝木不成为阳中之少阳，故且劳且冷，赖肝尤中与，何必附会柴胡证乎？疟症除此条及下条柴胡桂枝干姜汤外，未有以小柴胡能治疟之明文。可知小柴胡汤，治症之范围最广，阳明篇小柴胡汤条下，只有"上焦得通，津液得下，胃气因和"数句，从未有以之治疟者。从可悟太阳病寒热往来，默默不欲食，乃少阳之枢不转，太阳未得少阳枢转之赐，故仲师主柴胡汤以和太阳。而阳明之主柴胡汤者，亦以阳明属胃，柴胡汤有和胃之功也。至于厥阴之主柴胡，盖以厥阴中见少阳，厥阴又从乎中见，其主小柴胡者，仲师着眼在中见也。独于少阳篇无主小柴胡之明文，盖少阳无病，则小柴胡枢转之力强，不独能转太阳病以出外，亦能转阳明病以属胃；少阳有病，则小柴胡转枢之力失，虽欲转之，无可转也。不观少阳篇，本太阳病入少阳，仲师只有与小柴胡汤，而不主之乎！见得柴胡汤本非少阳药，故终少阳篇而无主柴胡汤之例，则柴胡汤非治疟可憬然悟矣。

论真武汤方义

真武汤之全方，其义理与疗效，为崇中州之土运，而镇北方之水神，其机近于抽象，可冥悟，而不可即也。伯坛师有二语状之，终身雒诵之未忍忘，师之言曰："其尊严如岳峙，其镇静若渊亭。"真武汤之具体塑像，历历如画，不仅理致可掬，抑亦可观赏其全貌矣。

真武汤治水，或治浮肿，有其特具的风格，《金匮要略》之水肿五水，非必真武之所主也。盖真武不单纯在治水，其要旨为崇土以制水，故真武汤方中，白术不能减，犹忆曩日（解放前多年），为人戒烟，创用半边真武汤，用白术生姜两味，若烟瘾五分至一钱者，姜、术用二两左右；烟瘾在二钱者，姜、术用两半至三两。烟瘾深者，在戒烟临尾阶段，常见水泻，因而多有不能坚持者，服半边真武汤，十之七八告痊。常谓："真武全方真义，在于姜、术。"

真武汤之用茯苓，乃降天之气，天气者，肺气也，故降天气以定喘。白芍入太阴，取其养脾之阴，此遵伯坛师之教范，而自为运用者。犹记师言云："芍药殿春花之末，能收炫烂残阳。"真武汤方义之精蕴，此语已轻轻点出，传神之笔也。

太阳真武，其病机为水深火热——如水益深，如火益热。少阴真武，其病机有三：肾水凌心，故头眩；寒水射肺，故喘；水邪侮土，故浮肿。

太阳有发热或汗出。一般人不敢用真武者，盖由畏其发热，殊不知太阳之真武证，其发热者，乃因于水气凌心，激动中见之热，故水深而火热，治法以去其水气为重点。少阴无发热，其用真武汤，自与太阳不同，而病能方机，在以"理肾水"三字为重点。

太阳真武，注重在水气——以其为气，无质，无形。其义与小青龙汤证之心下有水气相同。少阴真武，注重在肾水——以其为水，有质，镇其水以温其经，和其阴而复其阳也。

太阳（真武）发汗，不同于太阳病发汗，太阳病发汗，有麻桂青龙之表证；太阳（真武）发汗，在于行水散寒（生姜）而温经（附子）。《伤寒论》云："太阳发汗，汗出不解，其人仍发热，心下悸，头眩，身瞤动，振振欲擗地者，真武汤主之。"（太阳中篇第八十二条文）。是则太阳病，既已发其汗，而其人仍发热者，为肾水薄于太阳之故。肾水凌心，故心下悸而头眩；水邪上泛，则太阳经气被迫，故身瞤动而振振欲擗地。茯苓桂枝白术甘草汤条，所谓发汗则动经，身为振振摇者，与此颇近，而真武之动经与水邪，又更深一层。太阳病发汗，其运用汗剂，手面可略宽，所谓绰绰然有余裕；太阳（真武）发汗，则务须撙节（即节约），必须固护水谷之精气，而行水散寒，丝毫不可浪费。

太阳之真武与少阴之真武，机理不同，治疗目的亦异。太阳真武，人畏用；少阴真武，人少用。然三阴三阳，真武共二条，皆不外回复阴阳之本位。

（选自中山市中医学会编印《程祖培先生医学遗著》）

太阳与少阴真武汤证治疗之经验

一、真武汤证释义

张仲景《伤寒论》太阳篇第八十二条曰："太阳发汗，汗出不解，其人仍发热，心下悸，头眩，身瞤动，振振欲擗地者，真武汤主之。"

本条书太阳，"阙病"，为全论所未言及，且出汗混于发汗之中，可想见太阳大开发汗之门，简直是太阳不病于病，而病于汗，故仲师特书此四字，以贬太阳。且曰"汗出不解，其人仍发热"，是余邪既小觑其汗，则蔑视其人，遂以其人为傀儡也。夫既汗出矣，何以病犹不解，其人仍发热乎？例以汗出辄复热，类似不为汗衰之阴阳交证也。皆因肾中水火之精不蛰藏，则盈天地之间，皆属无源之水，无根之火也。孟轲氏所谓"如水益深，如火益热"者，此也。吾得而断之曰："本证直是肾中之真水、真火不互根，与五苓、栀豉证为反比例，与少阴之真武证亦不从同。少阴真武证是寒水上凌心肺，淹没中土，故处方有加减，以曲尽其长；太阳真武证，则无加减，致有别也。"

少阴篇真武汤证条下曰："少阴病，二三日不已，至四五日，腹痛，小便不利，四肢沉重疼痛，自下利者，此为有水气；其人或咳，或小便利，或下利，或呕者，真武汤主之。"

本条是寒水作剧，而寒邪为响应，致令中央土（脾）被寒水所淹没，直是少阴之脏之寒水暴涨而已。夫在天为寒，在地为水，寒与水为缘，少阴肾脏亦与水为缘，虽遭灭顶之凶，犹未及觉也。

太阳真武汤：生姜三两，茯苓三两，白芍三两，炒，白术二两，炮附子一两，清水八升，煮三升，去滓，温服七合，日三次，此太阳真武之原方也。至于少阴真武汤有加减，若咳者，加五味子五合、细辛干姜各一两；小便利者，去茯苓；下利去芍药，加干姜二两；若呕者，去附子，加生姜足成八两。此方为回阳去水，扶土之神剂，少阴经之主方也。太阳经误治发汗，引动心悸，头眩，身瞤动，致令寒水上凌之专方也。又以《医宗金鉴》所论证之，钱潢亦有解说，并录之。《医宗金鉴》曰："大汗出，仍发热不解者，阳亡于外也；心下悸，筑筑然动，阳虚不能内守也；头眩者，头晕眼黑，阳微，气不能升也；身肩动者，阳虚液涸，失养于经也，振振欲擗地者，耸动不已，不能兴起，欲堕于地，阳虚气力不能支也。"

钱潢曰："汗出不解，仍发热者，非仍前表邪发热，乃汗后亡阳，而虚阳浮散于外也；心悸者，乃误汗亡阳，而膻中阳气不充,所以筑筑然跳动也;振振欲擗地,是病人欲辟地而避处其内,乃发汗动经,身为振振摇之意,凡此皆身不能自持,而欲仆也,因卫外之真阳亡于外,周身经脉,总无定主也。"

张隐庵云:"少阴真武汤,是治少阴病水饮,所以首推术、附兼茯苓、生姜之运脾,渗水为务,此人所易明也。少阴本病,而实因水饮内结,所以腹痛自利,四肢疼重,而小便反不利,则知其人不但真阳不足,真阴亦已素亏,若不用芍药以固护其阴,岂能胜附子之雄烈乎!即如附子汤、桂枝加附子汤、甘草附子汤,皆芍药与附子并用,划其温经护营之法,与保阴不殊。后世用药,能获仲景心法几人哉!"

二、治疗实例

案1

李容庄,女性,42岁,家庭妇女,中山李屋边乡人,1936年12月15日初诊。

自诉:是年12月上旬,患发热头痛,无汗恶寒,医者以为外感太阳,乃用姜、防、柴、葛之类与服,服后大汗出,发热不退,心中悸,头眩,呕吐不已,下利,按其脉沉微,四肢厥冷,小便不利。此误服疏散剂,以致亡阳,亟宜服大剂真武汤以回阳。

处方:云苓一两五钱,生姜一两五钱,白芍一两(炒),白术一两,炮附子一两,清水四碗半,煎至一碗服。

次诊:服前汤,呕吐下利俱止,脉象由沉微转为微细,头眩心悸减半,但咳白痰。此寒水射肺,宜温肺散寒,拟真武汤加姜辛味以治之。

处方:茯苓一两,白芍一两,川干姜四钱,细辛二钱,北五味三钱,白术八钱,炮附子一两,清水三盅煎至一盅,早晚服1剂。

三诊：服汤已，而咳痰减半，头眩心悸亦减轻，厥愈而手足温，心中悸而烦，小便不利，仍行真武去干姜、细辛、五味子，仍入生姜一两，茯苓增至一两五钱，因茯苓渗湿利水也。服3剂，诸恙悉退。

案2

张辉扬，中山张家边乡人，男性，现年40岁，杂货店工人，1938年3月8日初诊。

自诉：初病感冒，发热头疼，腰部痛，恶寒，脉浮紧，医以香苏饮、冲和汤等发散剂与之。谁料服药后，大汗亡阳，心悸，头眩，身瞤动，四肢沉重，夜间咳稀痰，下利，大便溏，小便不利。此因肾脏寒，拟真武汤去芍药，加干姜以温肾寒也。

处方：茯苓一两，炒白术八钱，炮附子六钱，川干姜五钱，清水三盅，煎至一盅温服。

再诊，脉微而不沉，兼有细象，大汗已止，手足温，仍咳稀痰，小便不利，头面微肿。此有水气上凌心肺，拟加减真武汤。

处方：茯苓一两五钱，白术一两二钱，炮附子一两，干姜六钱，细辛三钱，五味子三钱，水四盅，煎至一盅，分温再服。

三诊：咳止痰除，胸部舒畅，脉微细，小便通畅，水气消除八九，仍拟真武汤原方，加肉桂三分，消水以温肾也。

处方：茯苓一两五钱，白术一两，炮附子一两，生姜一两二钱，白芍八钱，炒，肉桂三分，焗，水四盅，煎至一盅半服，服汤3剂，已全愈矣。

编者按：程老此文，读来令人赏心悦目，眼明脑亮，玩味无穷。

1.太阳真武汤证与少阴真武汤证证候不同

太阳真武汤证在《伤寒论》82条："太阳发汗，汗出不解，其人仍发热，心下悸，头眩，身瞤动，振振欲擗地者，真武汤主之。"此条太阳真武汤证，强调"太阳发汗，汗出不解"，说明不是太阳病，而是类似太阳病的阳虚外感，误发其汗后少阴阳虚更甚，致仍发热，甚至出现"心下悸，头眩，身瞤动，振振欲擗地"等变证。

少阴真武汤证在316条："少阴病，二三日不已，至四五日，腹痛，小便不利，四肢沉重疼痛，自下利者，此为有水气；其人或咳，或小便利，或下利，或呕者，真武汤主之。"此条前冠少阴病，没有表证，完全为少阴阳虚，寒水泛滥，而生诸证。

以上是《伤寒论》中关于真武汤证的两条条文，分列于太阳病篇和少阴病篇，仲圣如此分列，其义深远，读者不可不察。

2.太阳真武汤证与少阴真武汤证病机不同

程老认为："太阳真武汤证是肾中之真水、真火不互根，与五苓、栀豉证为反比例。而少阴真武汤证是寒水上凌心肺，淹没中土。"太阳真武汤证是肾水寒以下，肾阳浮以上，以致"真水、真火不互根"，以水气上冲为主。少阴真武汤证只是寒水上凌心肺，淹没中土，一派少阴阳虚虚寒之证，没有虚阳上浮外泛的假热证。告诫后辈应当加以分辨运用真武汤。

3.太阳真武汤证与少阴真武汤证加减法不同

太阳真武汤证无加减法，用原方："生姜三两，茯苓三两，白芍三两，炒，白术二两，炮附子一两，清水八升，煮三升，去滓，温服七合，日三次。"少阴真武汤证则有加减，以"曲尽其长"；"若咳者，加五味子五合、细辛干姜各一两；小便利者，去茯苓；下利去芍药，加干姜二两；若呕者，去附子，加生姜足成八两。"（由此可见，真武汤只有白术、生姜不可减）太阳真武证无加减法，说明其适应证较窄，针对性较强；少阴真武汤证有加减法，说明其应用范围较广，临床变证较多。

以医案两则举例说明太阳真武汤证与少阴真武汤证之不同。

案1为太阳真武汤证，案2为少阴真武汤证。两案均为太阳病误治致过汗亡阳，但因二人体质不同，所以临床表现各异。案1误汗后仍发热不退，故一诊用真武汤原方；案2发汗后表证虽消退，但大汗亡阳，使肾脏更寒，出现"心悸，头眩，身瞤动，四肢沉重，夜间咳稀痰，下利，大便溏，小便不利"等诸多里证变证，故一诊拟真武汤去芍药，加干姜以温肾寒。其后复诊加减进退均谨守仲圣法度，俨然有序，均三诊而愈。

程老从以上四个不同侧面，简明扼要说明了太阳真武汤证与少阴真武汤证之不同，阐发真武汤证之幽微，还原真武汤证之面目，足以启迪心智，引领后辈。程老真不愧为岭南伤寒大家矣！

医案类辑

桂枝别解

李观达，邑之城内人，在吾乡南菌墟业屠。忆武昌起义前一年，岁次庚戌，余肄业广东陆军军医学堂，适暑假归乡，观达缠绵床第，群医束手，病在弥留。友人与余善者，谓余负笈羊城有年，必能以奇方妙术，拯救沉疴。群邀往诊，一决生死。诊其脉象浮弱而虚，来去不整，头痛，发热，汗出，恶风，四证仍在，尤以恶风一证为甚。时当酷暑，犹衣棉袄，瑟缩之态，气息仅属，此乃太阳中风，寒邪已罢，标阳尚未归经之候也。夫太阳初得病时，莫不现此四证，因中风而然，不因中风亦然，无如阳过于浮，尚未荣阴，阴阳不谐，归经奚自？亟当收回阳浮之热，即荣阴弱之汗，则头痛恶风等证自除。与桂枝汤一剂（桂枝、白芍、生姜各九钱，炙草六钱，大枣十二枚），其家人以余年轻，初颇顾虑，友辈谓余确有师承，劝令服之，服已，病愈过半，只余头痛发热，病态不甚了了。余曰：未尽桂枝之长，仲师非云"当二三服"乎？再投两剂，元神渐复，调养10余日，竟能举动如初。

编者按：本例患者病重，"缠绵床第，群医束手，病在弥留"，但程祖培先生于众多证候之中看到"头痛，发热，汗出，恶风"四证仍在，尤以恶风一证为甚，时当酷暑，犹衣棉袄，瑟缩之态，且脉象浮弱而虚，来去不整，诚一典型的太阳中风证，"有是证，用是方"，果断用桂枝汤原方，一剂即病去大半，"再投两剂，元神渐复，调养10余日，竟能举动如初。"

可谓效如神矣！

　　程祖培先生是岭南伤寒"四大金刚"之一陈伯坛的大弟子，陈伯坛用药量奇重，素有"陈大剂"之称。程祖培先生是其大弟子，用药亦"大剂"矣，时值酷暑，使用辛温解表的桂枝汤，桂枝、白芍、生姜各九钱，九钱即相当于现在的27克，炙草六钱也有18克，大枣十二枚，大概有60克了！用量虽大，但效果奇佳！从此证可以看出程祖培先生伤寒功底深厚，辨证精准，用药恰当，可谓深得仲景精髓也。

麻黄利尿

　　涌口乡，梁盛南先生，港商也。乃侄章成，因患脚气，返自香江，四肢瘫痪。医辈齐集，纷无定见，亟备车来迎。患者面色青白，气逆上喘，小水不利，腿脚麻木不仁，脉象细小而浮，重按无力，此白虎历节重症，《金匮》以乌头汤主治，余用其方，重加麻黄五钱，群医哗然。余曰：麻黄发汗，夫谁不知，未加杏仁，汗源不启，小青龙治喘，所以去麻加杏者，恐麻杏合用和，发汗动喘耳。今本方君乌头以降麻黄，不用先煎，何至发汗，倘有不虞，余当负责。患者信服，知余成竹在胸，不复疑惧。果尽一剂，小水通调，略能舒动，麻木之状减轻。唯脚筋微疼，关节紧张，改用芍药甘草汤以荣阴血。方中白芍炙草，均用二两，连服8剂，应手取效。

编者按：此案信息量颇大，值得仔细斟酌思量。

　　此白虎历节重症，《金匮》以乌头汤主治：白虎历节又称历节，历节就是"遍历全身关节"的意思，发作时疼痛剧烈，累及全身关节，就像被老虎咬住一样，疼得难以忍受。该病属痹证范畴，相当于现代的类风湿性关节炎一类疾病。本案所述证候，应为寒湿历节。寒湿留于关节，经脉痹阻不通，气血运行不畅，故关节剧烈疼痛，不能屈伸。治以乌头汤温经祛寒，除湿解痛。方中乌头祛寒解痛，麻黄发汗宣痹，芍药、甘草缓急舒筋，同时黄芪益气固卫，助麻黄、乌头以温经止痛，又可防麻黄过于发散；白蜜甘缓，能解乌头毒。诸药配伍能使寒湿之邪微汗而解，病邪去而正气不伤。

重加麻黄五钱：乌头汤原方麻黄用三钱，"重加麻黄五钱"，即达八钱，难怪"群医哗然"。程祖培先生认为"麻黄发汗，未加杏仁，汗源不启"，即用麻黄不加杏仁，汗源不启，发汗不大。且以乌头为君药"以降麻黄"，即制约麻黄发汗。麻黄不用先煎，发汗也不甚大。论述有理有节，不以名医压人欺人。麻黄可解表发汗，温经散寒，可通过药物配伍的方式抑制其发汗，而用其散寒利湿之功。

倘有不虞，余当负责：程祖培先生对自己的辨证治疗相当自信，敢于承担责任，既体现医术，也体现担当精神，如此之医，现在少矣!

注重沟通，耐心解释：从刚开药时的"群医哗然"，到反复耐心解释用药依据，打消患者顾虑，终于使"患者信服，知余成竹在胸，不复疑惧。"配合用药治疗。

祛邪后以扶正收功：用乌头汤一剂后症状明显减轻，"唯脚筋微疼，关节紧张"，即脚筋轻微疼痛，关节有些微紧张，此为营阴不足，不能有效濡养筋脉肌肉所致，乃重用芍药甘草汤"以荣阴血"，白芍、炙草均用二两，即各60克，又是大剂量。"连服8剂，应手取效。"此案前后仅用药9剂，竟使如此重症患者（四肢瘫痪）恢复如常，不能不让人惊叹医者之技，经方之神也。

恼郁伤寒

城西长洲，有巫者黄浩，其令媳患伤寒，屡施汗下，病未少解，反加沉重，神思散乱，独语独言，身热如火，夜重昼轻，家人疑为鬼祟，百计祈禳，病犹如故。黄浩延余往诊，按其两寸，脉细而涩，关脉浮弦。余曰：大汗伤阳，大下伤阴，医法所忌，此证先由恼郁多怒，愤怒伤肝，肝不藏魂，神将焉附！偶因太阳伤寒，魄汗未止，外邪从寒化热，前医既误汗于前，又复误下于后，以致独语神乱也。即与小柴胡汤令服，黄浩见方中柴胡一味，恐蹈发汗覆辙，恳余解释。余曰：小柴胡汤，乃和解之剂，非发汗之剂也，《神农本草》曾无道及柴胡发汗，奚疑为！假使太阳病未解，法当汗，麻桂在所必行，无如其从寒化热，病情迥异也，夫使病属阳明实证，当用下法，大小承气，在所必投，无如此为独语，而非谵语，胃家实又未著也。小柴胡汤和解两阳，又能散郁清火，逍遥散由此脱胎而来，颇觉丝丝入扣，老兄放胆与服，断无发汗之虞。果服一剂，独语发热等象，无形打消，继用清郁宁神之剂而愈。

编者按：巫者，装神弄鬼之人也。长洲巫者黄浩，给别人装神弄鬼还行，现自家儿媳患伤寒，因治不得法，"病未少解，反加沉重"，甚至出现"神思散乱，独语独言"，"百计祈禳"，想了很多办法，"病犹如故"，一点起色也没有，反而越来越重了，黄浩这下是着实打脸了！

不得已只好请名医程祖培出山。这种病对程老先生来说自是不在话下。老先生诊脉后，马上指出本病的来龙去脉：一是先由郁怒伤肝，肝不藏魂，神无以附；二是误用汗下二法，致"大汗伤阳,大下伤阴",此为医法所忌。因虽有太阳表证,但已从寒化热,故不宜汗解;虽也有独语,但非阳明之谵语,"胃家实"又不明显,因此泻下一法也非所宜。此为病在半表半里之少阳证,治宜和解两阳,散郁清火,用小柴胡汤一剂即"独语发热等象,无形打消",可谓效如桴鼓。

估计老黄被发汗搞怕了,见方中有柴胡一味,"恐蹈发汗覆辙",担心儿媳服后又会发汗,恳求程老先生解释清楚,方才敢服。程老先生安慰老黄说,最权威的《神农本草经》也没有说柴胡可发汗,老兄你就放心服用吧。柴胡性苦微寒,有和解表里,推陈致新之功。某书亦谓柴胡有"发汗"之效,实为解表散邪之别称,非真发汗也。退一步说,就算柴胡真能发汗,也不等于小柴胡汤就是发汗的,因为中药汤剂讲求药物配伍,相互促进,相互制约。如麻黄可发汗,但麻黄配石膏是否会发汗,就要看两者的比例了,如麻杏石甘汤就是治疗"身无大热,汗出而喘"的。有些病家看到方中某药"太寒或太热",自行从方药中除去,致方不成方,法无成法,医家只能欲哭无语,此是另话。

本案辨为少阳证,但却无少阳证的所谓"往来寒热等七大症",值得深思。"神思散乱,独语独言"为邪热上扰心神所致;人体卫阳之气,日行于表而夜行于里。阴分本有伏热,夜晚阳气入阴,两阳相加,故"身热如火,夜重昼轻"。如果仅看此症,有点像热在上焦,热扰胸膈的"栀子豉汤证"。但"两寸细而涩,关脉浮弦"的脉象则与阳明病不合。结合以上病史及诸症,应为少阳证无疑。小柴胡汤本为和解少阳而设,非为"往来寒热等七大症"而立也。

观名医病案,可谓赏心悦目。

失　眠

张某，男性，28岁，工人。平素能睡，但梦多，并常做噩梦。近值夜班，白天难于入睡，少睡即醒，初时精神尚好，未有其他不适。现值日班，晚上仍难入睡，每晚仅睡两小时左右，白天精神较差，并时觉头晕，食欲较差，大便结，舌苔薄、尖红，脉弦细。诊为阴虚脏燥，阳浮于外、夜不入阴而致失眠，用甘麦大枣汤治疗。处方：甘草三钱、小麦一两、大枣十枚，给药3剂，患者疑而不走，经再解释，才疑惑而去。复诊：患者喜告，服药后能睡，但仍梦多，续服10多剂，梦亦很少，以后未见患者复诊。

编者按：甘麦大枣汤出自《金匮要略》："妇人脏躁，喜悲伤，欲哭，象如神灵所作，数欠伸，甘麦大枣汤主之。"

现代学者认为，"脏躁"反映了机体心脾两虚、肝气不调的失和状况，表现为内脏机能亢奋，多为阴血亏虚，精微不继，导致脏腑机能不得不强行调动起来，以作维持。这种病态的亢奋，会带来一些精神心理问题，如心烦易怒，遇上一点小事心里就犯堵，失眠多梦，没事就喜欢唉声叹气，动不动就想哭，要是受点刺激挫折，马上就泪流满面，甚至悲观厌世。在各种压力日益加重的当下社会，假如不能很好地进行自我调适，男女老少都可能会出现"脏躁"。上班一族，不是劳心就是劳力，容易耗血伤精。阴血亏虚，肝失所养，肝气郁结，情志不遂，如不能自我缓解则易致失眠多梦。

甘麦大枣汤虽然只有3味药，却可以发挥滋养心阴、补益性情、调畅肝气的作用。其中小麦甘凉，养肝补心，除烦安神。甘草甘平，补养心气，和中缓急。大枣甘温质润，益气和中，润燥缓急。三药合用，甘润平补，养心调肝，共奏养心安神，和中缓急之功。

一些医生因其组方简单，药不似药，故对其功效存疑。首届国医大师邓铁涛教授善用甘麦大枣汤，认为它是一张简、验、便、廉的好方子，不仅能治妇人脏躁，男女老少（如小孩夜啼）用之也都有效。邓老除常用本方以治脏躁病及心脾不足的失眠证之外，对于一些病情比较特殊，不易用一般辨证理论加以解释而有心脾虚象的，往往喜用此方，或与其他方合用。

症状不同，草麦有别。临证可结合患者不同病情，选择合适的"草"与"麦"，效果会更好。当烦热比较明显时，如有口干舌燥、手足心热、舌红苔少者，可以用生甘草，补虚的同时兼能清热；若以精力疲惫、乏力倦怠、舌淡脉细等为主，可选用炙甘草，侧重于温补脾胃，益气和中。至于"小麦"，通常用小麦的成熟果实就行。而当阴虚夜间盗汗严重时，则可用小麦未成熟的干瘪果实即"浮小麦"取代，益气除热之余还可以敛汗、止汗。

甘麦大枣汤虽然平和，性味温顺，适应证广泛，但也不是所有人都适合的，如果舌苔厚腻，体内有痰湿者则不宜服用或合方使用。

头　痛

刘某，男，42岁，汽车司机。主诉：头痛已一年多，时轻时重，最近头痛增剧，痛时觉头部空虚不能动，动则痛甚，并影响吃饭睡眠。大便时溏，小便多。曾经西医检查诊为神经性头痛，治疗无效，转中医治疗，服药时疼痛稍减，停药即痛。特由韶关来穗求医。初诊：舌质淡红，苔薄白而润，脉沉弦细，重按无力，诊为血虚头痛，用加味八珍汤治疗。服药三剂，症状未减，并有遗精，自诉过去亦常遗精，约三四天一次，时有腰痛，夜尿多。后诊为肾虚头痛，改用天雄散治疗。炮附子18克，白术24克，桂枝18克，龙骨18克。煎水至八分，与米酒30克同服，3剂。复诊：头痛大减，喜甚，继服药24剂，头痛消失。

编者按：患者头痛年余，痛时觉头部空虚不能动，大便溏，小便多，初诊为血虚头痛，用加味八珍汤治疗，服药3剂，症状未减。患者复诊时诉有遗精，过去亦常遗精，时有腰痛，夜尿多，后诊为肾虚头痛，属肾阳虚衰、髓海空虚之证，改用天雄散治愈。

"夫失精家少腹弦急，阴头寒，目眩。发落，脉极虚芤迟，为清谷、亡血、失精。脉得诸芤动微紧，男子失精，女子梦交，桂枝龙骨牡蛎汤主之。"（《金匮要略·血痹虚劳病脉证并治第六》）天雄散列于桂枝加龙骨牡蛎汤之下，虽未予说明其所治，按照常理，所治当与桂枝加龙骨牡蛎汤相似，故《医醇賸义》称"天雄散治阳虚，亡血失精"。

天雄散组成与用法：天雄三两，炮，白术八两，桂枝六两，龙骨三两。上四味，杵为散，酒服半钱匕，日三服，不知稍增之。乌头、天雄、附子系同一种植物，主根为乌头、侧根为附子，独根者即为天雄，天雄温阳功效比附子强大，主补下焦阳虚，逐风寒湿邪。现药店中已难觅天雄，故陈修园说："天雄药铺无真，当以大附子代之。"故临床多用粗大的附子取代天雄，但如切片就难于分辨天雄与附子了。

精者，为肾中真水，得真阳引之上腾，则水不下泄。肾不摄精致遗精滑精，髓海不充而头虚痛者，治用天雄（附子），能温振肾阳；佐桂枝以扶肝阳，肝木升则肾气随，得龙骨可潜阳而涩精安神，配白术以补土化生气血，诸药合用可补阳摄精，精盛髓充，故头痛自愈，精不妄泄而遗精自止。如遗精严重者可加芡实以涩精止遗、山萸肉以益肾固精。全方共奏温肾益阳、固摄精气之效，故治疗肾阳虚衰之头痛遗精症疗效满意。

泄泻医案之一

陈某，男性，36岁，病已两年，腹部不适，时有腹痛，腰部常痛，大便稀烂，日行三四次，胸闷欲呕，食不消化，食后饱胀不适，疲倦，舌淡红无苔，脉细弱，为脾肾虚寒泄泻，用吴茱萸汤合四神丸，壮阳以散寒湿。

处方：肉豆蔻二钱，补骨脂三钱，吴茱萸四钱，党参三钱，生姜三钱，大枣六枚。2剂。

二诊：服药后自觉胸腹转为舒适，腹痛减，大便三次，仍稀烂。照上方3剂。

三诊：症状减，精神较好。患者认为得病两年，经中西医治疗，以最近两次服药效果最显，仍照上方，共服26剂，症状消失。

编者按：《伤寒论》在阳明病、少阴病、厥阴病篇中均提到"吴茱萸汤主之"，有阳明病的"食谷欲呕"，有少阴病的"吐利，手足逆冷，烦躁欲死"，有厥阴病的"干呕，吐涎沫，头痛"。吴茱萸汤中吴茱萸辛苦而温，暖肝胃，散阴寒，降浊气，为君药；生姜辛温，温胃化饮，降逆止呕，散寒理气，助吴茱萸温中散寒；人参甘温、大枣甘平，益胃养津，补虚和中。全方共奏温中降逆、散寒止呕之功，凡肝胃虚寒、浊阴上逆诸症，皆宜用之。

四神丸为固涩剂，具有温肾散寒、涩肠止泻之功效。四神丸由宋代许叔微《普济本事方》的二神丸（肉豆蔻、补骨脂）与五味子散（五味子、吴茱萸）两方加上大枣组合而成。四神丸方名"四神"，正如《绛雪园古方选注》所说："四种之药，治肾泻有神功也。"用于肾阳不足所致的肠鸣腹胀、五更溏泻、完谷不化、久泻不止、面黄肢冷等症。方中补骨脂补命火，散阴寒，为君药；吴茱萸温中散寒，肉豆蔻温脾暖胃，涩肠止泻，合为臣药；五味子收敛固涩，为佐药；大枣补益脾胃，为使药。全方共成温肾暖脾，涩肠止泻之功。

吴茱萸汤与四神丸二方均有吴茱萸和大枣，故上案中两药用量也最大，重在加强温中散寒之力，使脾胃阳气复、阴寒散，脾复升清，胃复和降，则上逆、中寒、下泻之诸症能消，久病得愈。

泄泻医案之二

杨某，男性，15岁，发热（38.3℃），泄泻而腹痛，头痛，胸闷作呕而渴，便如水样，泻时喷射而出，日行八九次，舌干、苔黄，脉细数、重按无力。

处方：党参四钱，白术五钱，茯苓五钱，炙甘草三钱，木香一钱，藿香三钱，葛根四钱。服药1剂。

复诊：服药后，外证已解，似有胸闷腹满，大便日行2次稀烂。上方速服2剂而愈。

编者按：七味白术散，原名白术散，是北宋中医儿科鼻祖钱乙创制，最早记载在《小儿药证直诀》中，它由人参、茯苓、白术、藿香、木香、甘草、葛根组成，主要功效是健脾生津、行气消胀，用于治疗脾胃久虚，津液内耗所致呕吐泄泻频作、烦渴多饮等症。方中参、术、苓、草健脾胃、益中气以治本，葛根甘寒善走阳明，解肌升清止渴，加木香理气，藿香化浊。其效果甚佳，历代用之不爽。

此方钱仲阳创之，张洁古用之，李东垣承之，明代儿科世家万全证之，提出"白术散乃治泄作渴之神方"，诚为小儿泻、渴、热之良方也。

东垣治"脾虚肌热，泄泻作渴"，多用白术散。洁古以能食不能食验其胃气之强弱，如不能食而渴，洁古倍加葛根；如能食而大渴引饮，汗出脉洪大的，则不宜用七味白术散，应以清热救阴为主，用白虎加人参汤或葛根芩连汤以对证选用。"久泻不止，发热者，此津液不足，乃虚热也，勿投以凉药，反耗津液，亦宜七味白术散主之。"此万氏屡验之法也。

泄泻医案之三

蔡某，男性，43岁，腹痛泄泻已3年，腹微痛，大便稀烂，日三四次。有黏液，甚则里急后重，近年来腹痛增剧，阵发性疼痛，曾2次住院治疗，诊为慢性痢疾，用过各种抗生素及小檗碱，治疗期间各种症状减轻，出院后症状时轻时重。现常腹痛，便稀烂有黏液，日3次，有里急后重，常觉胸闷作呕，口淡无味，胃口尚好，精神差，易疲倦，舌质淡红，滑苔少，脉细弱，先由我诊治以固脾为主，佐以清热解毒，用香砂六君丸与左金丸、香连丸加姜、夏合方，研末为丸，治疗3个月，里急后重消失，其他症状未见明显减轻，乃请教程老师，诊为脾胃虚寒，应用附桂理中汤治疗。

处方：附子六钱，桂枝三钱，白术三钱，干姜三钱，炙甘草三钱，党参三钱。服药3剂。

复诊：腹痛减少。由于患者煎药困难，改用成药附桂理中丸，日3次，饭前服，服药40多天，症状消失，大便每日1次。

编者按： 本案先由某医诊治，诊为本虚标实，治以固脾为主，佐以清热解毒，方用香砂六君丸与左金丸、香连丸加姜、夏合方。但治疗3个月，仅里急后重消失，其他症状未见明显减轻，转而请教程祖培老师，程师诊为脾胃虚寒，用附桂理中丸治疗告愈。

附桂理中丸由理中丸加附子和肉桂组成，理中丸则出自《伤寒论》，由人参、白术、干姜、炙甘草组成，是温中祛寒、补气健脾的良方。《伤寒论》中论及理中丸的条文共有两条，分别是386条"霍乱，头痛，发热，身疼痛，热多欲饮水者，五苓散主之。寒多不用水者，理中丸主之。"和396条"大病瘥后，喜唾，久不了了者，胸上有寒，当以丸药温之，宜理中丸。"

从以上条文可看出，仲景是用"寒热之多少"来鉴别理中丸与五苓散的。可见理中丸所主治之证为脾阳不足、斡旋失司、升降紊乱所致的上逆下陷之证，上逆以呕吐、胸痹、头痛、吐涎沫等为主，下陷则以下利为主。

本案患者腹痛泄泻已有3年，累治不效，腹痛泄泻，大便有黏液，甚则里急后重，为脾虚肠热，先予标本兼治，应对无误。但治疗后里急后重消失，病机转变，标实已去，仅有本虚，当应温补脾肾，散寒止泻，故程师用附桂理中丸一方从始至终，患者诸症消失，3年久泻告愈。

本案诊治过程的启示：证变方亦变，方随证转，证随方变，有是证用是方，方证相应乃至理也。

外感发热

李某，48岁，男性。昨日起病，恶寒、发热、头痛、微汗出、胸闷、欲呕，舌苔白薄，脉浮略数重按无力。

处方：桂枝三钱，白芍三钱，生姜三钱，炙甘草二钱，大枣四枚，法半夏三钱。一剂。

复诊：热退，自觉头重、不思食。

处方：桂枝三钱，白芍三钱，生姜三钱，炙甘草二钱，大枣四枚，麦芽三钱。一剂愈。

编者按：本案为外感发热，临床常见。"昨日起病"说明发病时间短，邪在表。症见"恶寒、发热、头痛、微汗出，舌苔白薄，脉浮略数重按无力"为典型的表虚证，诊为太阳中风证不难。但患者合并有"胸闷、欲呕"症状，说明邪犯胃腑，胃气上逆，因此宜用桂枝汤加法半夏以调和营卫，和胃止呕。果然，一剂即热退症减，二诊见"头重、不思食"，这很容易理解，热退身凉，邪却正虚，胃纳未复，故有纳差不思食，胃气不能上荣清窍故有头重。二诊用桂枝汤加麦芽一剂而愈，经方之神在于此也。

咳嗽痰多

陈某，男性，28岁，病已1个月，初起有恶风、发热、头痛、咳嗽，服药后发热、头痛愈，但咳嗽至今不愈，喉痒即咳，晚上咳多，痰白稀薄泡沫样而量多，食欲稍差，大便常烂，舌苔微黄，脉弦滑。初诊由另一位医生处理，处方：牛蒡子三钱，桔梗三钱，桑白皮四钱，苏梗二钱，黄芩二钱，马兜铃二钱，甘草一钱，北杏仁二钱，枇杷叶四钱，杭菊三钱。给药两剂。

二诊：服药后，咳嗽加重，痰亦增多。转由程老师处理。

处方：麻黄（去节）三钱，桂枝三钱，白芍三钱，细辛一钱，炙甘草二钱，干姜三钱，法半夏三钱，五味子二钱。给药两剂。

三诊：咳嗽大减，痰少，再服两剂而愈。

编者按： 从本案记录语言来看，当由程老所带学生整理无疑。初诊医生可能看到有"舌苔微黄"，以为风热犯肺，故用疏风清热止咳化痰之类中药，岂料服药后"咳嗽加重，痰亦增多"，不敢再治，故而"转由程老师处理"。程老用小青龙汤原方两剂即见显效，"咳嗽大减，痰少"，再服两剂而愈。

此案辨证应抓住病机，即核心证候"痰白稀薄泡沫样而量多"，而且"大便常烂"，说明内有寒饮，咳嗽等表证仍在，为外邪未解，肺失宣降。"晚上咳多"，多属外寒，故辨为外寒内饮，属小青龙汤证也。至于"舌苔微黄"可能邪有转热倾向，但不是重点。如果确为苔转黄、痰转稠，则有热化也，可用小青龙汤加石膏治之，此为胡希恕先生之心得经验。愈而复发，再服原方不效者，可服张锡纯先生之从龙汤。

发热、咳喘、痰多

廖某，男性，65岁，发热、喘咳、多痰，患者平素痰多，时有喘咳，2天前受凉，喘咳复作，痰多稀白，不能平卧，伴有寒热，脉浮滑略数，舌苔白滑。

处方：麻黄（去节）三钱，桂枝三钱，白芍三钱，细辛一钱，炙甘草二钱，干姜三钱，法半夏三钱，五味子二钱，北杏仁三钱。给药一剂。

复诊：热退，喘稍平，精神转好，仍不思食，痰多。

处方：茯苓四钱，炙甘草三钱，干姜三钱，细辛二钱，五味子四钱。给药两剂。

复诊：胃口稍好，痰亦减少，喘咳平，苔白，脉缓。

处方：茯苓八钱，桂枝尖八钱，白术四钱，炙甘草四钱。速服6剂，症状消失。

编者按： 患者年老，"平素痰多，时有喘咳"，多是老年性慢性支气管炎合并阻塞性肺气肿，"2天前受凉，喘咳复作，痰多稀白，不能平卧，伴有寒热"，是临床很常见的老年病例，多是反复发作，缠绵难愈。本案先后用了3个方子，分别是小青龙汤、苓甘五味姜辛汤和苓桂术甘汤，而且用的是原方，没有加减，先后用药9剂，症状就消失了，此等中医功力和临床功效，令人神往，深得仲圣精髓也！

小青龙汤与苓甘五味姜辛汤都是张仲景治疗胸中有痰饮的方子，小青龙汤见于《伤寒论》第40条："伤寒表不解，心下有水气，干呕，发热而咳，或渴，或利，或噎，或小便不利，少腹满，或喘者，小青龙汤主之。"第41条："伤寒，心下有水气，咳而微喘，发热不渴。服汤已，渴者，此寒去欲解也。小青龙汤主之。"

《金匮要略·痰饮咳嗽病脉证并治》也提到："咳逆倚息不得卧，小青龙汤主之。青龙汤下已，多唾口燥，寸脉沉，尺脉微，手足厥逆，气从小腹上冲胸咽，手足痹，其面翕热如醉状，因复下流阴股，小便难，时复冒者，与茯苓桂枝五味甘草汤治其气冲。冲气即低，而反更咳，胸满者，用桂苓五味甘草汤，去桂加干姜、细辛，以治其咳满。"为何要去桂？尤怡在《金匮要略心典》说得非常清楚："服前汤（桂苓五味甘草汤）

已，冲气即低，而反更咳胸满者，下焦冲逆之气即伏，而肺中伏匿之寒饮续出也，故去桂之辛而导气，加干姜、细辛之辛而入肺者，合茯苓、五味、甘草消饮驱寒，以泄满止咳也。"

苓桂术甘汤则是主治"心下逆满，气上冲胸，起则头眩"之脾阳不足，虚不制水，痰饮上逆之证。

苓桂术甘汤证和苓甘五味姜辛汤证的相同点是：二者皆以温化水饮而用于寒痰之证。二者区别在于：苓桂术甘汤治中阳不振，胃有停饮，饮邪上逆，表现为头晕，昏眩，心悸，胸闷等。苓甘五味姜辛汤治痰饮停肺，表现为咳喘，兼有白色泡沫稀痰，恶寒，或喉中有喘鸣音等。张仲景似在提示我们，若外无表证无表寒，胸中有水饮或伴中焦阳气不足者，应用此二方，使上逆胸中之水饮从小便排出体外。

眩晕胸闷

王某，女性，45岁，患者由家人扶持前来求医，坐即伏桌，精神疲倦。起病三天，寒热往来，头晕剧，不能起床，起则眩晕，胸闷、口淡、欲呕但未能呕出，不思欲食，脉弦滑而数。我诊为少阳病，用小柴胡汤两剂，服药后症如故，乃请教程老师，程师诊为痰热上扰，用温胆汤治愈。

处方：茯苓六钱，法半夏五钱，橘红一钱，炙甘草二钱，竹茹三钱，枳实钱半，生姜三片，大枣四枚。开药一剂。

复诊：寒热退，症状大减，服两剂愈。

编者按：温胆汤有理气化痰，和胃利胆的作用，其组方简单，即后世的二陈汤加上枳实、竹茹：半夏二两，橘皮三两，竹茹二两，枳实二枚（二两），炙甘草一两半，生姜五片，大枣一枚。

　　温胆汤最初见于南北朝名医姚僧坦所撰的《集验方》。其后被《备急千金要方·胆虚实》收录，云"大病后，虚烦不得眠，此胆寒故也"，宜服此温胆汤。

　　南宋·陈无择的《三因极一病证方论》记载了一首温胆汤，但与前方相比减少生姜的用量，增加了茯苓和大枣两味药，主治为："心胆虚怯，触事易惊，梦寐不祥，或异象感惑，遂致心惊胆摄，气郁生涎，涎与气搏，变生诸证，或短气悸乏，或复自汗，四肢浮肿，饮食无味，心虚烦闷，坐卧不安。"其主治内容已从"胆寒"变为"心胆虚怯"，并明确提出其病变机制为"气郁生涎，涎与气搏"，即痰气交阻。现在临床常用的温胆汤即陈无择的《三因极一病证方论》记载的温胆汤。

　　对于温胆汤，汪昂《医方集解·和解之剂》从六经角度分析，颇有见地："此足少阳、阳明药也。橘、半、生姜之辛温，以之导痰止呕，即以之温胆；枳实破滞；茯苓渗湿；甘草和中；竹茹开胃土之郁，清肺金之燥，凉肺金即所以平肝木也。如是则不寒不燥而胆常温矣。"

　　小柴胡汤寒温并用，攻补兼施，升降相因，外证得之，能和解少阳，疏散邪热；内证得之，能疏利三焦，调和枢机。温胆汤主治心胆虚怯，但心胆虚怯的原因很多，温胆汤所治的是因湿热或痰热阻滞所机，扰乱心神所致的心胆虚怯，这个虚怯不是脏腑本身之虚，而是因为痰热或者湿热阻闭的关系。后世也有人将小柴胡汤和温胆汤合并而成柴胡温胆汤，既能调和枢机，疏利三焦，又能清热化痰，开窍宁神。此外，还有蒿芩清胆汤，温胆汤是以湿邪偏盛，热为次要；蒿芩清胆汤则是湿热并重，湿重热也重。

　　此案虽是邪在少阳，但湿热弥漫三焦，故用小柴胡汤不效，而用温胆汤效如桴鼓也！

发热泄泻

陈某，男性，18岁，发热40℃，头痛、泄泻，大便溏薄中有黏液，便时不快，日夜行10多次，里急，口渴，苔黄，脉浮数。

处方：葛根六钱，黄连三钱，黄芩三钱，炙甘草二钱，茯苓五钱，泽泻三钱，猪苓三钱。给药一剂。

复诊：热退，大便烂，日3次。

处方：葛根四钱，黄连钱半，黄芩钱半，炙甘草一钱，茯苓三钱，泽泻二钱，猪苓二钱。服两剂痊愈。

编者按：《伤寒论》第34条："太阳病，桂枝证，医反下之，利遂不止，脉促者，表未解也；喘而汗出者，葛根黄芩黄连汤主之。"喘为太阳病误下之后气上冲也，在《伤寒论》中常可见到此种观点本为太阳表证宜用汗法，反误用泻下之法，表邪未解，外邪反内陷阳明，致表里同病，即太阳阳明合病。

葛根芩连汤为常用经方，由葛根、黄芩、黄连、炙甘草4味药组成，本方在《方剂学》中列入解表清里之剂，有解表清里之功，主治身热下利，胸脘烦热，口中作渴，喘而汗出的病证。

本方多被认为是太阳阳明经药，如《医方集解》："此足太阳阳明药也，表证尚在，医反误下，邪入阳明之腑，其汗外越，气上奔则喘，下陷则利，故舍桂枝而用葛根，专治阳明之表（葛根能升阳明清气，又为治泻圣药），加芩、连以清里热，甘草以调胃气，不治利而利自止，不治喘而喘自止矣。又太阳表里两解之变法也。"

本案虽未言明是太阳病误下之证，但有"发热，头痛及脉浮"的表证，又有"泄泻，大便溏薄中有黏液，便时不快，日夜行10多次，里急，口渴，苔黄，脉数"的里热证，辨为太阳阳明合病的葛根黄芩黄连汤证不难。编者认为本案之亮点在于加用"五苓"之半也，即半个五苓散。五苓散治太阳表邪未解，外邪循经入腑，致水热互结于膀胱而成太阳蓄水证。本案用五苓散去桂枝及白术两个温性药，用猪苓、茯苓及泽泻三味淡渗之药，配合葛根、黄芩、黄连清大肠邪热的主战场，而从旁协助清泄热邪从小便出，所谓分消走泄，利小便以实大便也。葛根除善于止协热下利外，还可升清止渴，诸药合用故而临床疗效满意。

余子修医论医案医话精选

余子修简介

余子修，男，广东中山人，广东省名老中医，中山县中医院第一任副院长，曾任中山县人大代表、政协常委、副主任等职务。余子修先生熟读《黄帝内经》《难经》《伤寒论》《金匮要略》，善用经方，常用大剂、重剂起沉疴，当年有"余大剂"之称。

余子修的学术观点与临床点滴

余子修是我的父亲，他生前是广东省名老中医，曾任中山县中医院第一任副院长，中山县人大代表、政协常委、副主任等职务。

父亲从少学医，为人刚直，大公无私。思想向上，热爱中医事业，一生治学严谨，严于律己。宗师仲景，擅用经方，颇得同业的敬仰，深受群众的爱戴。

父亲在行医的四五十年间，一直宗师仲景，认为仲景的《伤寒论》是"方书之祖""医者之学问，全在明伤寒之理"。《伤寒论》又是一部理法方药俱备的著作，根据它的法则，能切实指导临床的工作，因此成为父亲临床必读之书。

我自幼得到父亲的教诲，使我对中医学产生极大的兴趣而投考广州中医学院。我在学期间亦得到父亲的指点，知道父亲十分崇拜张仲景的《伤寒论》和《金匮要略》。《伤寒论》是以"六经"为"辨证施治"的纲领，在"六经"辨证之前，首先要明确"六经"的性质。如《黄帝内经·素问》说："善诊者，察色按脉，先别阴阳……"因此在繁杂的病证中，"六经"是最基本的辨证方法。《黄帝内经·素问》又云："阴阳者，天地之道也，万物之纲纪，变化之父母，生杀之本始，神明之府也。治病必求于本。"由此将疾病分为阴证、阳证两大纲（三阴证、三阳证），而阴阳的具体运用又是以"阴、阳、表、里、寒、热、虚、实"八纲作为辨证的法则。这八纲是根据人体的整个情况，综合分析得出病机的主要特点，作为施治的标志（也就是治病的准则），而在本质又离不开阴阳，突出阴阳在中医理论是一个重点——阳主化气，阴主成形。大凡正气充实，病情亢盛的、热性的，抵抗力强的都谓之"阳证"；相反，趋向虚弱，病情衰沉的、寒性的，抵抗力弱的都称为"阴证"。所以三阳证大多是实证、热证；而三阴则大多属于虚证、寒证。这也就是三阴和三阳的基本性质。

"阳生阴长，阳杀阴藏"。生长和杀藏即是互相依存和互相制约的意思。故《黄帝内经·素问》说："阴在内，阳之守也；阳在外，阴之使也。"其次，阴阳和调就是体内外环境也要统一，使内外调和维持身体的健康，故《黄帝内经》有"阴平阳秘，精神乃治"之说法。

另外，三阳中以太阳为大，三阴中以太阴为大，六经中太阳病可看到头项痛、腰背强（或项背强几几）；阳明可看到面赤和胸胁满痛；少阳病见胸胁苦满，都因三阳病多主表证。而三阴病中太阴病见腹满；少阴病见咽痛咽干；厥阴病见头痛、心中疼热，三阴病多主里证。一般外邪的传变，都是通过六经由表入里，由浅入深。太阳之气从背上，太阴之气从腹上。"六经"中互相衔接，由阴出阳，由阳入阴，由上而下，由下而上，血气流畅，川流不息，如环无端。说明阴阳学说在中医学中是深入浅出的一种分类方法，通过临床能够明白阴阳理论所起的实际作用。

表证用汗法，里证用下法，寒证用温法，热证用清法，都含有阴阳的意义。主要是"阴胜则阳病，阳胜则阴病；阳性则热，阴性则寒"。也阐明《黄帝内经·素问》"阳病治阴，阴病治阳"的道理。总之治疗原则就是"有余者损，不足者补"，使阴阳偏盛偏衰的现象复归于协调。

临床上所见疾病的发生与自然气候有密切关系。中医治病，是从整体着眼的，不单从有病的局部着想，需要同时观察季节、气候和水土，注意患者的情绪和生活习惯等。大自然的一切，特别是生物的生存与发展，直接受到客观环境的影响。《黄帝内经·素问》云："邪之所凑，其气必虚。"其邪者就是指六淫不正之气，称作"虚邪贼风"，这些不正之气必须要及时回避。

另外，不同的水土，不同的生活习惯，可以导致不同的疾病特点，不同的地区常会有不同的疾病，比如西北地区气候寒冷，地高多燥；东南地区气候温和，地处多湿。所以在疾病的防治、用药、药量方面，不同地域会有差别，因此父亲在这方面都是因时制宜、因人制宜、因地制宜而灵活变通。

七情可以认为是人体的内因，而外因则是指外界六淫之气，对于外界的环境，要注意趋避邪气的侵袭，适应四时阴阳的变化。如《黄帝内经·素问》说："虚邪贼风，避之有时。恬淡虚无，真气从之，精神内守，病安从来。"方剂方面，父亲宗师仲景，擅用经方，尤其多用小柴胡汤、大柴胡汤、桂枝汤、麻杏甘石汤、苓桂术甘汤、五苓散、白虎汤、大小青龙汤，还有三承气汤、理中汤、四逆汤……这些汤头直到如今仍脍炙人口，广为流传。

另外，父亲用药也有其独特的一面，如桂枝、附子、石膏、细辛等大剂量配证（或单味用药），所以父亲当年还有"余大剂"的称号。父亲在行医过程中还自制过"精神丸""妇科至宝丹"，远销全国各地，具有一定疗效。

由于本人的水平所限，加上自己多年在外学习和工作，所以对于父亲的临床经验未能很好地加以总结和继承，实在是一件遗憾的事。而上面我写到的一些观点只是父亲的学术思想和临床总结的点滴，仅供大家互相交流和磋商。现把我知道的父亲在《加减小柴胡汤在临床运用》一文病案附录于后：一女性，于某年（1958年7月）自觉心悸不适，午后发热，右胁下痛引缺盆已3天，患者在上月已感到胸满轻度不适感，常有下腹疼痛；近两天上述症状加重。经入某医院医治，由该院诊断为"风湿性心脏病"。经治疗1周无效而要求转院。当时女患者来诊时，症如前述，并有口干苦，2天未解大便而感胁胀满痛不适等，脉弦数，舌苔薄黄。当时诊断为"肝胆郁热"，用小柴胡汤加减4天后好转。

按：此病为"肝胆郁热"，肝藏血舍魂，气为用，故见胀满；肝虚则见胆怯、心悸；胆属少阳经主半表半里，故午后发热、寒热往来（风寒传入肝脏，均会出现气血不和）。另外，根据肝经所循行的部位，常见胸胁下痛引缺盆。而肝胆发病，肝为主体。郁证发热，以七情为主。肝胆两经为多的症状：午后发热或心情不舒。《黄帝内经》云："木郁则达之。"故本病诊为"肝胆郁热"，用小柴胡汤化裁，因小柴胡汤是为和解表里之剂，有疏肝泄胆的作用，故收到治疗效果。

余子修临证经验谈

1.《黄帝内经》云："治病必求于本（阴阳）。"病变虽多，不离阴阳，求病因，求病所，得出病因，然后有治法；用药亦有阴阳，虚则补之，实则泻之；病有阴阳，有气必有形，有其形必有其气，上行极而下，下行极而上，循环无端，所以平时宜研究人体内脏器官和营卫气血互相之间的生理，临证时便胸有成竹，不致下手茫然。

2.中医重气化，治百病不离六经之范围，若离开六经，则用药无从下手。六经譬如六道防线，若病在第一防线，而用第二三防线药，则药不中病所了。三阳经以太阳为大，三阴经以太阴为大，太阳之气从背上，太阴之经在腹上。

3.疾病之发生，内因决定外因，邪乘虚而入，而壮者不受邪，若两感于寒，则直中三阴，亦由内因所致。

4.百日咳早期可用麻杏甘石汤，如咳血内热盛可先用大泻心汤。

5.温热病，汗之则死，阳盛阴竭。里热盛者，急下之，下之则生，泻阳以救阴。阳明病有三急下症，少阴病亦有三急下症，故服大承气汤后，必须啜热稀粥，以养胃阴，否则阴竭则死，而方中配伍份量，亦相当严密，此乃生死关头，不可不知。

6.或病重药轻，或病轻药重，或方虽对证，但药量不宜，譬诸锁匙不合，便成为药不中病。方剂不宜乱减，未有乱而能治者。若病重症久，非大剂不为功。

7.桂枝汤和柴胡桂枝汤，可治外感病病情复杂的误治症，以作拨乱反正之剂，服后视其变化如何则另做处理。

8.肝郁热，积于胸脘之内，故肝见胀大，时时隐痛，眼黄、全身黄，近世谓之肝炎，此实由于湿热熏蒸日久形成，所谓无湿不成黄，若不从本医治，屡进补剂之类，有如火上添薪。

9.经典之书，要多读深入，百读有味，熟能生巧，更重要的是独立思考。

10.近代有所谓脑膜炎者，若属火热上升，当急下之，为釜底抽薪，此"病在上，取之下"之义。

11.胃反，"朝食暮吐，暮食朝吐"，是痰津凝结，气虚胃弱，急食甘以补之，辛以散之。蜜为百花之精，用甘澜水，使药与蜜融和一片。涤除痰水，用大半夏汤，取其补中止呕之功。

12.五苓散是表里两解升清降浊之剂，猪苓色黑而圆，味淡微咸，淡渗；白术甘苦温，健脾；云苓、泽泻淡渗；桂枝去皮用木，以通阳，蒸动膀胱，化气以行水。故有表里两解，升清降浊之功。

简单的栀子甘草豉汤挽救不简单的危候

患者马某，男性，29岁，籍贯中山沙冲，在沙冲党委工作，于1961年3月27日入院。

患者此前在某医院住院2个多月，病情反复无常，后转本院治疗，终能痊愈出院，现在仅将治疗经过简录于下。

据某医院诊断为伤寒复发合并肠出血，病历载：病人未入院前已发热20天左右，体温多在39~41℃，伴有咳嗽，流鼻水，头昏头疼，四肢无力疲软，精神不佳，疲倦，大便每日1~3次，呈稀黄色，病情逐渐加重，而于元月28日入院。查体：精神淡薄，皮肤失水，呈贫血状，巩膜不黄染，结膜充血，心肺（－），肝未扪及，脾偶尔可扪及肋下1cm，化验检查：Hb 52~62g/L，WBC 4.1~8.4×10^9/L，大便化验（－），肥达氏反应（＋＋），故按伤寒病人隔离治疗，内服维生素类等（对症治疗）及合霉素0.5g/4h，共服7天；后改为0.25g/6h，服7天，共服28g。经治疗，患者体温逐渐下降至正常，一般情况好。约2周后，病人又开始发热，体温39~41℃，病人无任何自觉症状，用青霉素、链霉素，体温未降，后用金霉素7天体温下降到正常，一般情况尚好，准备出院。但于本月17日体温又逐渐上升至39~41℃，病人自感头重，四肢无力，关节累，精神饮食尚好（半流），查体：心肺（－），肝脾（－），经用合霉素1g/4小时，体温下降至正常，但病发谵妄乱语，不能合作，下口唇部及舌底部有0.8×0.5cm大溃疡面。其他无特殊所见。血常规：WBC 21×10^9/L，N 82%，L 18%（25日下午）。患者于25号开始有谵妄乱语，后其母亲不放心，说鬼作祟，恳切要求将患者接回家去拜神治疗，因我们3次拒绝无效，而答应其回家。后病情加重而转我院治疗。

入院症见：脉象浮数，体温37.3℃。

症状：谵语，神昏，循衣摸床，筋惕，昼日烦躁不得眠，口干不欲饮，汗出，数日不大便，小便难，手足厥，形瘦而面苍白，病情严重。

舌诊：舌苔粗白，舌尖微红。

检查：心音低细而快速，右肺微有杂音，腹软，肝脾未能触及。血常规检查：入院时Hb：70g/L，RBC 4.16×10^9/L，

WBC 12.1×10^9/L，L 25%，N 60%。出院时 Hb 70g/L，RBC 4.98×10^{12}/L，WBC 6.8×10^9/L，L 40%，N 60%。

疗效：连服栀子甘草豉汤2剂，谵语烦躁诸症消失而安睡，精神清醒，能知所苦，手足厥回，28日小便已正常，29日大便亦畅，继以竹叶石膏汤，白虎加人参汤而收全功，共计疗程9天（停药3天观察），病愈出院，这样垂危的重症竟能在短时间用简单的方剂解决了问题。

栀子甘草豉汤：栀子十四枚，甘草二钱，淡豆豉三钱。

竹叶石膏汤：生石膏一两六钱，麦冬七钱，粳米五钱，竹叶五钱，玉竹五钱，甘草三钱，丽参三钱（烦而不呕故去半夏，因其筋惕故用玉竹滋养宗筋）。

白虎加人参汤：生石膏一两六钱，知母六钱，粳米四钱，甘草二钱，丽参三钱。

根据上述治疗过程，尽管其多次使用抗菌剂，此不过渐退其表热，而里热不除，故有退而复发，因此迁延日久，使正气复伤。邪气益盛，以致产生谵语神昏，终日烦躁不得眠，循衣摸床，口干不欲饮，汗大出，筋惕，数日不大便，小便难等危候。转来我院留医时，我院诊断认为是白虎汤证失治形成的坏病，所以依据《伤寒论》治疗法则和过去的经验，首先使用栀子甘草豉汤，调其阴阳，复其神志，继以扶正祛邪的竹叶石膏汤、白虎加人参汤以固其本，这样，迁延3个月的危候，仅服药7天，观察3天而痊愈，此区区体会，以供同道讨论和指正。

编者按：余子修先生当年翔实记录此病案，肠伤寒合并肠出血致高热神昏的危候，经西医治疗2月余无效，经中医经方治疗仅7天竟获痊愈，疗效令人震惊！余老对此已有精彩点评，不敢再作妄述。能否给当下的中医后辈们一些思考和启迪，则是另话了。

余子修谈中医霍乱病辨证论治

霍乱病，在中医学文献中早有记载，首见于《黄帝内经》，其治法详见于张仲景《伤寒论》，盖当时已有流行，故仲景于六经外，另设专篇论述，以后《诸病源候论》及《备急千金要方》《外台秘要》等书均有记载，历代先贤亦有专篇论及本病的治疗方法。霍乱病，大致可分为热霍乱、寒霍乱二型，发病原因多由于湿所致，《黄帝内经》谓"湿胜则濡泄"，其夹于热，则为热霍乱，夹于寒则为寒霍乱，其诱因，为暴饮暴食，或恣食生冷，暑天卧寝受冷引起，正如前人所说"挥霍撩乱，谓之霍乱"是也，另有干霍乱，临床上则较少见。

治法则根据其原因辨证施治。或表里两解，清热渗湿，或温经扶阳，一般以五苓散治热霍乱，其症身有微热，微汗出，渴欲饮水，腹中雷鸣，呕而下利，小便不利，脉浮微数，手心热，阳气未衰者宜之。

若寒霍乱，其症泻利不已，面青目黑，眼下陷，吐泻汗出，四肢厥冷，或抽筋，全身疲乏，无神气，脉沉微无力，轻则理中汤，回阳救逆则以四逆汤为主，所谓"形不足者，温之以气"。故以理中、四逆等复其阳，维其阴，方可挽救于垂危，至于四逆汤中之附子，俱是生用，其效较一般炮附子为佳。我曾治疗一病例：当时已四肢厥冷，脉微欲绝，大肉消脱，病势相当危急，即予大剂四逆汤，炮附子用至四两，服后吐利如故，后用四逆汤改作散剂六钱（附子生用），服后约半小时，吐利均止，四肢回暖，转危为安，以后仍用四逆汤为散剂（生附子一两，炒，甘草二两，干姜三两，为末，每服三钱），治疗很多患者，均有显效。

编者按： 西医学所说的霍乱病是由霍乱弧菌引起的急性肠道传染病，属于国际检疫传染病之一，也是我国法定管理的甲类传染病，它可引起流行和爆发。临床特征为剧烈腹泻、呕吐、大量米泔样排泄物、水电解质紊乱和周围循环衰竭，严重休克者可并发急性肾功能衰竭甚至死亡。

"霍乱"一词出现虽早，却不是我们今天所说的"二号病"霍乱。在《黄帝内经》《伤寒论》《肘后备急方》《诸病源候论》等经典著作中，"霍乱"的记载非常多，往往是吐泻伴有明显的腹痛、发热，但并没有烈性传染和高死亡率的特点，应该是食物中毒、急性胃肠炎和急腹症等疾病的混合概念，没有清晰的疾病分界，不太可能是今日之传染病霍乱，故不可将中医医书所记载的"霍乱"与现在的传染病"霍乱"等同。

余老形象地将中医霍乱病大致分为热霍乱、寒霍乱二型，其中"热霍乱"多为太阳太阴合病的五苓散证，表里同解，清热渗湿，健脾养阴。"寒霍乱"为太阴或太阴少阴合病，多用四逆汤或理中汤以温中散寒，回阳救逆。其中特别提到用四逆汤时用生附子不用制附子，用散剂不用汤剂，诚为经验之谈，值得借鉴。

医案类辑

倒经案

患者李某，女性，19岁，保健院护士，1956年12月5日来诊。自诉1953年起，周期性流鼻血，近1年来逐渐严重，现整日觉鼻塞、鼻痒甚，自觉有热气上冲欲呕，微咳，头痛、记忆力减退，并脱发明显，自觉流鼻血之后，每月经量逐渐减少，至1956年6月间，竟完全停止来潮，经多方医治无效，西医诊断为代偿性月经（即倒经）。诊时面色潮红，体瘦弱，苔少质淡，肝脉弦滑，尺脉细数，鼻血未止，此为肝不藏血而使然，治宜平肝降逆，主以小柴胡汤（柴胡八钱，黄芩三钱，生姜三钱，生半夏三钱，大枣六枚，党参三钱，炙甘草二钱），3剂后鼻血大减，余症亦好转，且月经来潮，连服8剂，次月经血来潮正常，衄血全止，身体日渐好转，至今无复发。

编者按： 月经期，在子宫以外部位如鼻黏膜、胃、肠、肺、乳腺等部位出血，称为倒经，亦称"代偿性月经""周期性子宫外出血"。此时，月经量少，甚至无月经，鼻衄或吐血量可多可少。常伴有全身不适、精神不畅、烦躁不安、下腹部胀痛等症状。西医认为倒经大多是由子宫内膜异位症引起，血液病也是引起倒经的因素之一。

本案为19岁护士，周期性流鼻血一年（此周期性，推测可能与月经周期相关），伴鼻塞鼻痒，自觉有热气上冲欲呕，微咳，头痛，记忆力减退，并脱发明显，自觉流鼻血之后，每月经期逐渐减少乃至完全停止来潮。据此，中医可辨为热入血室，邪居少阳，三焦不畅，枢机不利，邪热不能从表而汗解，亦不能从里吐下而祛邪，邪无去路，唯有上涌于头面，故鼻衄、鼻塞、鼻痒等症叠见。

《伤寒论》第144条："妇人中风，七八日续得寒热，发作有时，经水适断者，此为热入血室，其血必结，故使如疟状，发作有时，小柴胡汤主之。"提到热入血室的还有第143条和145条。所谓"热入血室"，是指妇女经期外感，表现为寒热往来，经水适来适断，甚则神志变化等一系列症状的一种特定病证。后世医家多用小柴胡汤加减方治疗，通常加用活血调经之品。如许叔微在《普济本事方》中治疗热入血室用小柴胡汤加地黄，王好古在《汤液本草》中指出："妇人经水适来适断，伤寒杂病，易老（指其老师张元素）俱用小柴胡汤主之，加以四物之类，并秦艽、牡丹皮辈，同为调经之剂。"刘河间在《素问病机气宜保命集》中从另一角度强调："如经水适来适断，往来寒热者，先服小柴胡，以去其寒热，后以四物汤调治之。如寒热不退，勿服四物……"清代医家钱潢在《伤寒溯源集》中论及《伤寒论》第143条、第144条时指出："仲景氏虽但曰小柴胡汤主之，而汤中应量加血药，如牛膝、桃仁、丹皮之类。其脉迟身凉者，或少加姜、桂，及酒制大黄少许，取效尤速，所谓随其实而泻之也。若不应用补者，人参亦当去取，尤未可执方以为治也。"此论对后世医家影响较大，临证可从。

《伤寒论》热入血室虽无倒经一症，但病机相同，故此案用小柴胡汤取效。

五苓散治霍乱

1932年，长洲后山村人黄中，一家大小18人，患病，吐利并作，其中16人服五苓散，1剂便愈；另2人服四逆汤（散剂），1剂三钱，其中1人是孕妇，结果全家病愈。

编者按：此案记录虽简单，但疗效惊人，全家大小共18人患霍乱病，只服1剂五苓散便有16人痊愈，另2人服四逆汤也获治愈，其中还有1人是孕妇。霍乱病，在中医学文献中首见于《黄帝内经》，其治法详见于张仲景《伤寒论》，可能当时已有霍乱流行，故仲景于六经外，另设专篇论述，以后《诸病源候论》《备急千金要方》《外台秘要》等书均有记载，历代先贤，亦有专篇论及本病的治疗方法。霍乱是一种以呕吐、腹泻为主要特征的疾病，中医大致可分为热霍乱和寒霍乱二型，发病原因多由于湿所致，《黄帝内经》谓"湿胜则濡泄"，其夹于热，则为热霍乱，夹于寒则为寒霍乱，其诱因多为暴饮暴食，或恣食生冷，暑天卧寝受冷引起，正如前人所说："挥霍撩乱，谓之霍乱"是也，另有干霍乱，临床上则较少见。

霍乱治法则根据其病因辨证施治，或表里两解、清热渗湿，或温中扶阳、固涩止泻。一般以五苓散治热霍乱，其症身有微热，微汗出，渴欲饮水，腹中雷鸣，呕而下利，小便不利，手心微热，脉浮微数，阳气未衰者宜之。若寒霍乱，其症泄利不已，面青目黑，眼珠下陷，吐泻汗出，四肢厥冷，或见抽筋，全身疲乏，了无神气，脉沉微无力，轻则理中汤，重则四逆汤，回阳救逆，所谓"形不足者，温之以气"。以理中、四逆等复其阳，维其阴，方可挽救于垂危。

《伤寒论》386条："霍乱，头痛发热，身疼痛，热多欲饮水者,五苓散主之,寒多不用水者,理中丸主之。"此条文明确指出,热霍乱用五苓散,寒霍乱用理中丸。曹颖甫先生当年治疗水泻,用五苓散原方治愈多人,其学生姜佐景说属司空见惯,不足为奇。《曹颖甫先生医案》录一五苓散医案:"大南门,郭左,洞泄,当分利。"郭左,姓郭的人,男左女右,是个男的。住在上海的大南门,什么病?洞泄。洞泄是一个古病名,指的是稀泄无度,空洞无物,就是全部都泄空了,哗啦啦地泄,全是水,次数不清。怎么治?当分利。分利,就是利小便而实大便。用什么方?用五苓散:川桂枝一钱,猪茯苓各三钱,生白术三钱,炒泽泻两钱。言简意赅,疗效显著。

全身瘫痪无力

台山朱昌中,年70岁,一向体健,自设中药店,某日突然发病,神志清醒,但自觉全身瘫痪无力,不能转动,四肢微冷。舌淡苔白滑,脉沉细,延余诊治,热视良久,未处方,乃叫家人先抬返家中,再三考虑,认为阳虚所致,以桂枝附子汤(桂枝用三两),略见好转,第二剂桂枝用四两,第三剂桂枝用六两,前后共服4剂,痊愈。

编者按:此案有点怪异,临床少见,余老对此案的处理值得借鉴。

1.余老碰到疑难病症时,非常谨慎,心中没有主见时,不轻易给出治疗意见,"热视良久,未处方,乃叫家人先抬返家中",甚至还叫病人先抬回家,待想清楚后再治疗,此等认真负责的态度和精神值得后辈学习。

2.善于抓住辨证要点:患者神志清醒,显然可排除脑卒中之类。此次发病症见"但自觉全身瘫痪无力,不能转动,四肢微冷，舌淡苔白滑，脉沉细"，虽然是患者"一向体健"，仍考虑素有气血亏虚、阳气不足的体质特点。在此体质基础上，风寒湿之邪犯表而阻碍经脉（苔白滑考虑有寒饮），四肢肌腠筋骨失于气血温煦濡养，故而全身瘫痪无力，不能转动，且四肢微冷，遂决定用桂枝附子汤温阳散寒，利湿通络。《伤寒论》第174条："伤寒八九日，风湿相搏，身体疼烦，不能自转侧，不呕不渴，脉浮虚而涩者，桂枝附子汤主之。若其人大便硬，小便自利者，去桂加白术汤主之。"其中：桂枝四两，去皮、附子三枚，炮，去皮，破、生姜三两，切、大枣十二枚，擘、甘草二两，炙。

3.桂枝的用量是本案的特色。对于桂枝附子汤证的注解，柯韵伯、胡希恕等伤寒名家均有阐述，但我认为还是吴安庆的解释到位一些："伤寒至身体疼烦，不能自转侧，不特感寒，且风与湿合，深入于筋骨肌肉之间。不呕不渴，里无热也；脉浮虚而涩者，表阳虚也，故用桂、甘、姜、枣辛甘生阳，以祛风邪；附子之辛热雄猛，通行十二经，肌肉筋骨，驱逐寒湿。此方药味与桂枝去芍药加附子汤同，而其剂量有异，后症微恶寒，阳气虽虚而未甚，故附子用一枚，此乃风寒湿三气相合而为患，脉已浮虚而涩，足见其阳虚已甚，故用附子三枚，加桂枝50克。《伤寒论》《金匮要略》方用附子之多，无逾于此方者，意在阳气复辟，不得不借助附子之大力也。"（《吴安庆医案医论选》）

本案神志清醒，"全身瘫痪无力，不能转动"应理解为四肢瘫软无力，不能活动，当考虑病在半表，气血不能灌注四肢经脉，肌肉筋骨失之温煦濡养，故瘫软无力。本方当以桂枝为君，附子为佐。余老在本案中桂枝先用三两通阳解肌以探路，有效后次日用至四两，最后重用到六两，不愧为"余大剂"

也。如此重症，前后仅服4剂即告痊愈，不由不慨叹余老医术之神矣。

盗汗5年

患者：罗某，男，51岁，饮食业工人，1957年3月1日来诊。自诉于1952年起，夜间出汗已5年，目合则汗，每夜湿透内衣三四件，屡经中西医治疗，服固表收涩之剂很多（如黄芪、麻黄根之属），无效，乃来就诊。诊之面色青白，瘦弱少气，疲乏，舌质淡苔白滑，不渴，脉细而缓，余无他病，诊为盗汗，处以桂枝汤（桂枝二两，白芍二两，生姜二两，炒甘草一两，大枣十二枚），2剂后，则汗减三分之一，继服10余剂而盗汗痊愈，后无复发。

按：仲景云："病人脏无他病，时发热，自汗出而不愈者，此卫气不和也，先其时发汗则愈，宜桂枝汤。"今患者虽属盗汗，且无发热，但未见阴虚或阳虚症状出现，且病已5年之久，如属阴虚或阳虚出汗，当必早成危候，岂能支持5年耶？故拟为卫气不和之汗出，参照仲师治法，当以调和营卫为主，以大剂桂枝汤主之。

失眠

梁大，42岁，男性，石岐砖厂工人。因患痔疮入院留医，施用枯痔疗法。自敷药后，连续失眠10多天，目不能瞑，虽欲闭目养神亦不可，曾服三溴片、鲁米那等镇静安眠剂无效，后又服天王补心丹及酸枣仁汤，依然无效。诊之，体格一般，但疲倦甚，舌脉无异常，二便平，此乃阴阳失调所致之不寐，主以桂枝汤，一剂能闭目养神，四五剂后，便安眠如常。

3年不寐

患者邝标，男性，35岁，台山县冲云墟忠和堂中药店中医生。据述反复不寐3年，这次是其第三次复发，第一次经广州某中医治愈，第二次复发，复找广州原医求治无效，转到香港某中医处治愈，这次复发，又往香港原医求治，竟无效，故群众称他为"精神标"。1923年间，我在台山县三八墟开业，他来就医，见其饮食工作如常，只精神上有些恍惚不安，无法入寐，舌苔微黄，脉象细中带数。《灵枢·邪客》云："今厥气客于五脏六腑，则卫气独行其外，行于阳不得入于阴，行于阳则阳气盛，阳气盛则阳跷陷，不得入于阴，阴虚故目不瞑，治之，补其不足，泻其有余，调其虚实，以通其道，而去其邪。"初治以桂枝加龙骨牡蛎汤，服后略见烦躁，后思其症为有余，而心肾不足，主以栀豉汤（栀子十四枚，淡豆豉三钱），服后当夜能入睡1小时，以后连服栀甘草汤，加知母、天花粉多剂而痊愈。

王好古云："仲景治烦躁，用栀子豉汤，烦者气也，躁者血也，气主肺，躁主血，故用栀子色赤，味苦入心而治烦。香豉色黑，味咸入肾而治躁。"陈修园："栀子入心，而下交于肾，豆豉入肾，而上交于心，加甘草者，《黄帝内经》云'交阴阳者，必和其中也'。"

慢性胆囊炎

刘某，男性，23岁，干部。

1957年6月20日到诊，症见右胁下痛，痛时隆起有硬物如鸡蛋大，同时兼有先恶寒后发热，头痛，胸闷欲吐，经宿始消，缠绵已4年多，经西医诊断为慢性胆囊炎。诊之，面色稍黄，苔黄质红，脉弦而细微，断为肝胆郁热，治以黄芩汤加茵陈（黄芩四钱，白芍五钱，大枣四枚，甘草二钱，茵陈两钱），服后，次日头痛胁痛均止，面黄稍减，但舌仍红，尚有余热，继服黄芩汤数剂便痊愈。

崩漏

关某，女性，21岁，黄圃小学教师，1957年4月10日到诊。

自诉月经量较多，10余天淋漓不已，在当地治疗未效，回岐后病更甚，漏下不止，渐成血崩。诊之，体弱，面苍白，舌质淡苔黄，脉微而数。此崩漏病，苔黄，脉微而数，是有热。处以当归散（当归五钱，川芎五钱，白芍五钱，白术五钱，黄芩五钱），服后病势转缓，血未止，转用理中汤加当归。三诊，下血减半，转危为安，继服2剂病愈。

按：后剂用理中者，此温煦之功，盖理中者理中焦，健脾以统血，则血可全止矣。

产后暑温病

黄某，女性，25岁，住石岐南门麻州街。时维夏天产后3天，得暑温病，症见呕泻，前医用五苓散，呕泻止，继用理中汤，证从热化，病情转剧，请余诊治，当时症见高热，口干舌燥，烦渴，神志半昏睡，脉洪数，小便利，处以白虎加人参汤（生石膏四两八钱，知母二两四钱，粳米两半，甘草六钱，石柱参五钱），3剂而愈。

感暑伏热

患者游桂生，男性，23岁，中山港口供销社工作，于1959年7月21日入院，留医，症见高热，舌质红苔黄厚，无汗，神志有时昏迷，烦躁坐卧不安，咳而胸痛，谵语不得眠，脉象洪数，小便不利，大便数天未行，拟为感暑伏热，处以白虎汤加人参、苇茎。次晨再诊，体温正常，下午3时，热复上升，继服白虎加人参汤后，病势稍减，继服上方10余剂，共服用石膏约3斤余，各症消失，痊愈出院。

暑温病

患者陈大，女性，54岁，住中山牛起湾十一堡，于1959年8月27日入院。自诉病已10多天，初起发热，恶寒，身疼痛等，经服凉茶或中药，至今未愈，特来留医。诊时发热，身疼痛，心烦喜饮，微汗出，喜睡不语，身重难以转侧，患者体质素盛，魁伟异常，面目俱赤，舌苔黄厚焦干，质红，脉象洪数，小便赤，大便溏，拟为暑温病，主以白虎汤，连服21剂，痊愈出院。

中消病

20年前余曾治愈一中消病，此症少见，用药单纯，而得卓效，补记之，以供参考。

黄某，时年已60余，以售旧家具为业，其人丰盛，体亦魁梧，某年（约1938年）得中消病，口渴引饮，小便频数，大便极少，终日食而不饱，日食米逾斗，见之者莫不惊异，其人反急剧消瘦，前之大腹便便，竟变为腹皮下垂如布袋然，疲倦特甚，多方医治无效，余与患者为邻里，乃求治于予，证如上述，只脉象滑实有力，大便秘结，小便黄，断为中消病。

《灵枢·经脉》曰："胃足阳明之脉，气盛，则身以前皆热，其有余于胃，则消谷善饥，尿色黄。"中消之为病，实为阳明胃火，燥热之气太盛，热则伤气，气伤则津亏，故肌肤消瘦。

折热润燥，非甘寒之剂不可，前人治中消者，初气未伤者，治之以调胃承气汤，以泻其热，余则以熟大蕉，嘱其饥则食之，戒五谷什食，以五谷仍为甘温，足助其胃热，食后3日，下大便如羊粪，饥渐减，食半月后，该病痊愈，前后共食大蕉120余斤。

以大蕉色黄味甘，性寒多汁，止消渴，清胃火，滑润大肠，多食可充饥，以甘寒可润燥而解热，且可以充饥，一物二用，其价低廉，数元10斤，省费效显。

热结膀胱证

《伤寒论》载述："阳明病，脉浮发热，渴欲饮水，小便不利者，猪苓汤主之。"我曾运用此方，治一姓黄学生，男性，年15岁，住悦来路，患热结膀胱证，经某医院诊治，认为难治，必须动手术，否则有生命危险，因此他亲人请我诊洽，见其面呈痛苦病容，消瘦，舌质红，苔心微黄，微渴，脉弦数有力，小便短小，大便未行，但少腹隆起如碗大，坚硬如石，疼痛拒按，初时拟为热结膀胱，乃以桃仁承气汤，连服3天，微效，但少腹硬如故，沉思良久，认为是气结，并不是血结，转用猪苓汤，1剂，小便自利，少腹胀坚已消八九，再服猪苓汤1剂，痊愈。

湿郁头痛

石岐瓮菜塘某小童9岁，暑月因下水游泳，以后遂觉头部不适胀闷，非常重坠，并无发热，日间尚可，至入夜痛更剧，屡经中西医治疗，经中山医学院做检查，只肝脏略大，余无所见，但查不出头部所苦之原因，身体消瘦，饮食渐差，乃来就诊。头胀痛如故，鼻塞不利，苔白腻，脉濡缓，纳差，认为湿郁于上，主以五苓散，头痛稍减，继思经云："因于湿，首如裹。"以皂角外用，以通其鼻，如法用之，一嚏即通，而头痛胀顿觉消失大半，并能进食，仍服五苓散，数剂而愈。

按：经云"因于湿，首如裹"，头为清灵之府，今头鼻不利，是上焦气机停滞不通，不能升降，清阳不升，故一嚏得通，浊阴下降，病则痊愈也。

阴囊瘙痒

阮某，男性，27岁，粮加厂工人，1957年6月30日到诊。

自述由1952年结婚后，便觉阴囊收缩，左大右小，微湿，瘙痒异常，腰痛不能转侧，延外科医治曾用蛇床子、五倍子、狼毒膏等止痒药均无效，拟为肾虚寒湿，注于脊中故腰痛，下达肾囊，湿痒不适，故主以肾着汤：白术一两，云苓一两，干姜五钱，炙甘草五钱，前后共服10余剂痊愈，无复发。

按：此方以温散其腰肾间寒湿，杜其湿源，则腰痛自止，而肾囊湿自干，瘙痒亦消。

坏病一例

患者马某，男性，29岁，中山沙涌党委干部，于1961年3月27日入院。

患者曾在某医院住院2月余，诊断为伤寒复发合并肠出血，因复发热，于2月25日开始，有谵妄乱语，其母不放心，说鬼作祟，要求将患者接回家拜神治疗，后病情加重，而用小汽车载来我院留医。诊时，形瘦，面苍白，神昏谵语，循衣摸床，筋惕，昼日烦躁不得眠，口干不欲饮，体温37.5℃，苔黄，舌尖微红，脉浮数，汗出，手足微厥，小便难，数日不大便，诊为伤寒坏病，处以栀子甘草豉汤2剂，能安睡，谵语烦躁诸症消失，精神清醒能知所苦，手足厥回，翌日小便已正常，次日大便亦畅，继以竹叶石膏汤清解余热，疗程9天，停药3天观察，病愈出院。

按：此病迁延日久，使正气益伤，邪气益盛，以致产生谵语神昏，终日不眠，循衣摸床等危候，根据《伤寒论》治疗法则和过去的经验，首先用栀豉甘草汤（栀子十四枚，甘草三钱，淡豆豉三钱）调其阴阳、复其神志，陈修园所谓："救正之法用栀豉汤从离坎交媾处，拨动神机也。"继以竹叶石膏汤加减（生石膏一两六钱，麦冬七钱，粳米五钱，竹叶一两，玉竹五钱，甘草二钱，丽参三钱）清其余热，因烦而不呕故去半夏，因其筋惕故用玉竹滋养宗筋。徐灵胎云："此仲景先生治伤寒愈后调养之方也，其法专于滋养肺胃之阴气以复津液。"

吴逸然医案医话精选

吴逸然简介

吴逸然（1909—1969），广东中山张家边人，中山市（原中山县）名老中医。吴逸然先生早年毕业于广州光汉中医专门学校，毕生从事中医临床及教学工作。他热爱中医事业，刻苦钻研中医经典著作，辨证论治法度严谨，从事临床工作凡三十年，临床效果卓著。遗下《诊余实录》一部，载有病案记录86例。

医案类辑

伤寒腹痛

洪锦超妻，产后3个月，以营气不足之体，忽患伤寒，腹中急痛。余察其容臞蹙而欲哭，足重懒步，目无神光，睛珠上视或斜视，呈现不胜疲乏之态，再察其肤色及四肢则黯然不泽，按其手足则微厥，脉沉无力，显见一派心阳不足，血运迟滞之象，然而又见其舌苔带黄，口渴，汗出，恶风，自言胸中烦热，心悸，头晕目眩，腹痛，呼吸急促。此为血虚伤寒，抗病机能衰减，病情垂危。此时解表则太阳气化已衰，徒具汗出，恶风外证之半，营阴已失卫阳之固，又具头痛，发热表征之半，标阳抗邪之力不张。腹中痛而不呕，是少阳不转逆太阴，阳明拒病之力亦微。心悸，晕眩，是营血素亏，因患伤寒而诱发肝风内动所致也，烦热、口渴是三阳无力抗邪外出之象。此病难治之机在此，可治之机亦在此。法宜滋助肝心之营血，假少阴之热以助三阳之气化，达胸中之邪热出肌表，如三阳气化得复，则生机得复。遂与当归建中汤，并嘱病家以见发热、手足温为效。次日再诊，果如所期，知其三阴气化已复，于是再进小柴胡汤，腹痛寻愈，表证亦解，随证调治，竟获全功。仲景曰："伤寒阳脉涩，阴脉弦，法当腹中急痛，先与小建中汤，不瘥者，与小柴胡汤。"此证是矣。

编者按： 本例是伤寒里虚腹痛证，吴逸然先生遵照仲景经旨，采用先太阴后少阳，先补后和的方法，先用当归建中汤，1剂即见身热手足温，再进小柴胡汤则"腹痛寻愈，表证亦解"，可谓疗效卓著，深得仲景精髓。

《伤寒论》第100条："伤寒阳脉涩，阴脉弦，法当腹中急痛，先与小建中汤，不瘥者，与小柴胡汤。"以下就为何先治太阴后治少阳谈点看法。

太阴病因为中阳虚弱于内，营卫不足于外，所以可能出现"阳脉涩，阴脉弦，腹中急痛"。少阳病是因为"血弱气尽，腠理开，邪气因入，与正气相搏，结于胁下"所致，也有中气虚于内、营卫不足于外的病机，因此亦可能出现"阳脉涩，阴脉弦，腹中急痛"。既然如此，是先用小建中汤还是小柴胡汤呢？《伤寒论》第91条："伤寒医下之，续得下利清谷不止，身疼痛者，急当救里；后身疼痛，清便自调者，急当救表，救里宜四逆汤，救表宜桂枝汤。"此处的"四逆汤"可理解为"四逆辈"，理中汤及建中汤之类当属。仲景在此条清楚表明，在表里同病时，如果是里虚的话，应先救里后救表。当然如果表里同病的"里"是实证的话，则应该先表后里或表里同治。因此上案应先用小建中汤（因合并血虚较甚，改用当归建中汤），如不好的话再用小柴胡汤，是为正治。

后世也有两方合用的验案，取得了良好的疗效，如《经方实验录》记载一月经不调患者，曹颖甫认为是肝胆乘脾脏之虚，用小建中汤加柴芩治愈，并在解释其应用时说道："不待其不瘥，先其时加柴芩以治之。"此活学活用经方是也。

少阳夹饮证

吴容俊之子8岁，患伤寒，证见寒热，呕吐，腹痛，眩晕不能起，舌苔黄，口渴，脉浮数。余先与小柴胡汤，诸证略减，而腹痛呕吐未已。意其药力未尽其效也，再与小柴胡汤加芍药。3日复诊，状复如初，岂半表之邪虽解，而半里之邪不解，故寒热再呈欤？遂再与大柴胡汤。至4日，其症状与3日前无大异，唯恶寒止而热亦微，口渴、呕吐特甚，小便不利，卒日之间，只小便2次而已。此即《伤寒论》"名曰水逆，五苓散主之"者也。遂与五苓散。翌晨诊之，果热除渴解，而呕吐止矣。诊见唇舌色红而燥，黄苔稍退，脉象由燥而趋静，知其病势已解，而胃津既损，胃气不布，乃继投竹叶石膏汤以滋胃阴而解余热，后又投育阴利水之剂如猪苓汤而愈。

编者按：此案吴先生忠实记录了一则不算太成功的医案，先后使用小柴胡汤、小柴胡汤加芍药、大柴胡汤、五苓散、竹叶石膏汤和猪苓汤共6张方才治愈。先是认为"寒热，呕吐，腹痛，眩晕不能起"，属少阳病，用小柴胡汤后仅"诸证略减，而腹痛呕吐未已"。效果不好，认为是"药力未尽其效也"，再与小柴胡汤加芍药，认为腹痛属少阳或然证，岂料"状复如初"。考虑到有"舌苔黄，口渴，脉浮数"，认为是少阳阳明合病，用大柴胡汤二阳共治，但效果仍然不好，"其症状与三日前无大异，唯恶寒止而热亦微"，反而口渴、呕吐加重，甚至出现"小便不利"症状，考虑是"水逆"证，予五苓散，方才"热除渴解，而呕吐止矣"。最后用竹叶石膏汤以滋胃阴解余热，投猪苓汤育阴利水而收功。

此证初发时见"寒热，呕吐"，属邪入少阳。"腹痛、眩晕不能起应"考虑邪犯太阴而腹痛，饮邪上泛清窍而眩晕。至于"舌苔黄，口渴，脉数"，则有化热或伤津征象。综合考虑，本病应属少阳夹饮，是否用小柴胡汤合五苓散更合适？

高热神昏医案二则

医案一：吴焗之子，约10岁，患急性热病之因于肠胃病变者，初起腹痛，发热，热渐高，痛亦转剧。余诊其热度在40℃，神志半昏迷，腹痛剧与否，病人之感觉已模糊，但觉转侧呻吟不已。舌苔厚黄而燥，二便燥涩。余则投以葛根芩连汤2剂，热即解；再投厚朴三物汤而愈。

医案二：马桂成之子马赞，年已二旬，亦患急性热病之因于感冒，渐成肠胃热者。初起头痛，发热，呕吐，热渐高，头痛亦剧，口渴甚，时有谵语，某中医投以葛根芩连汤2剂，无效。余诊时，病人已渐昏迷，舌苔厚黄，焦红而燥裂，闻见咳嗽，脉象浮大而数实。余投以白虎汤加天花粉2剂，病情转好，再投竹叶石膏汤、清燥救肺汤而愈。

编者按：以上两医案很有学习价值，值得比较分析。同是太阳转阳明证，吴老针对不同的病变发展趋势而采用不同的治疗方法，对经方辨证很有启迪意义。

医案一"初起腹痛，发热，热渐高达40℃，痛亦转剧，出现神志半昏迷，转侧呻吟不已，舌苔厚黄而燥，二便燥涩"。病在表，时间短，旋即邪入阳明而见高热痛剧，热扰心神而见"神志半昏迷"，热在阳明，投以葛根芩连汤2剂热即解，再投厚朴三物汤而愈。

医案二"初起头痛，发热，呕吐"，亦是先患太阳表证，后来"热渐高，头痛亦剧，口渴甚，时有谵语"，邪热传里，渐成阳明热证。但某医投以葛根芩连汤二服，竟无效。吴老投以白虎汤加天花粉2剂，病情转好，再投竹叶石膏汤、清燥救肺汤而愈。

同是太阳转阳明里热证，为何医案一用葛根芩连汤有效，而医案二无效呢？因为经方辨证除辨六经外还要辨方证，这就是胡希恕先生说的"辨方证是辨证的尖端"。同是阳明热证，医案一病势发展趋向向里、向下，为阳明腑证，故投以葛根芩连汤2剂热即解，再投厚朴三物汤而愈。此即《黄帝内经》所谓"苦寒泄热"法也。

医案二病势发展之趋向上向外，为阳明经证，故用白虎汤加天花粉及竹叶石膏汤清热泻火、养阴生津而愈，此即《黄帝内经》所谓"辛凉解热"法也。同是阳明热证，均投苦寒剂，而或效或不效，以病势之趋向不同故也。

两医案除均有阳明热证的共同特征外，其主要鉴别要点在于：医案一有腹痛无头痛，且兼有二便燥涩，故辨为阳明腑证；医案二有头痛无腹痛，且口渴甚，时有谵语，故辨为阳明经证。

男子生殖器肿痛

某日午后，马华英匆匆至，言伊子年十七，夜来忽发寒热，眩晕，作呕，刻下又显阴茎、睾丸肿痛，呻吟不辍。求与出诊。余察其舌苔黄，往来寒热，大便难，腹痛，而阴器肿痛尤甚，紧握之，痛稍减。于是投以大柴胡汤，服已阴器肿病愈，寒热眩呕亦罢。越宿，更与大柴胡汤加重大黄，药后大便利而腹痛已，表里证俱得解。三日病人步至诊所复诊，云诸证已无存在，只略感心烦腹满，此特胸腹余热未净而已，以枳实栀子豉汤调理而愈。

编者按： 此案患者为17岁少年，先有"夜来忽发寒热，眩晕，作呕"，为邪入少阳。后在某日午后出现"阴茎、睾丸肿痛，呻吟不辍"，为邪陷厥阴，因足厥阴肝经"起于足，绕阴器，循少腹，络胆，布两胁，上系目交颠顶"。故出现生殖器肿痛。往来寒热，大便难，腹痛并阴器肿痛，舌苔黄，辨为少阳阳明合病，吴老果断投入大柴胡汤，很快症状缓解，"服已阴器肿病愈，寒热眩呕亦罢"。第二天，加重大柴胡汤中大黄的用量，出现"大便利而腹痛已"，使邪热从下解，病已去大半，"只略感心烦腹满"，只是胸腹余热未净，以枳实栀子豉汤调理而愈。少阳为半表半里阳证，厥阴为半表半里阴证，病位均在半表半里，合并阳明实热，病性均表现为阳热（包括厥阴之邪），故以大柴胡汤取效。

栀子豉汤是来自于《伤寒论》的经方。主治发汗吐下后，余热郁于胸膈，出现身热懊恼，虚烦不得眠，胸脘痞闷等症。栀子豉汤被后世称为"阳明病起手三方"之一（伤寒大家柯韵伯谓栀子豉汤、白虎汤、猪苓汤三方是治疗阳明病的起手三法），为临床常用经方。本方加甘草，名栀子甘草豉汤，治栀子豉汤兼少气者；加生姜，名栀子生姜豉汤，治栀子豉汤兼呕者；去淡豆豉，加干姜，名栀子干姜汤，治伤寒误下，身热不去，微烦者；去淡豆豉，加厚朴、枳实，名栀子厚朴汤，治伤寒下后，心烦腹满；加大黄、枳实，名栀子大黄汤，治酒疸发黄，心中懊憹或热痛；加枳实，名枳实栀子汤，原治伤寒劳复，本案则用枳实栀子汤除未清之余热，枳实兼能消痞下气。

本案吴老先用大柴胡汤去有形之实热，再用枳实栀子汤除无形之余热，诸症尽愈。吴老使用经方神效，可谓尽得仲景精髓也。

产后发痉

黄沛英媳妇叶氏，冬夜四漏（编者：即四更时）产子，助产士王某主其事。清晨，忽患抽搐，昏冒不醒，王为之注射针药，未几，苏。近夜，复发，王再注射针药，亦可。午后又发，王即介余诊。坐间，病人瘛疭（编者：即手脚痉挛、口斜眼歪的症状，也叫"抽风"）重发，因得察其状：喉间痰鸣如锯，随即四肢拘急，首向后仰，手如握，足如钩，项强，目眴（编者：眴同"眩"）也，既而涌吐涎沫。杂以血液，血色不鲜，淡红而已。当时，病家以瘛疭作止频繁，病起仓卒，惶遽无止，唯以祛风药柔擦，无何，抽挛止，悠然渐苏。诊其脉六部皆盛，而面目浮肿，色白枯夭，无寒热，不呕不渴，因知其无太阳、阳明表里证，只具血虚之状耳。王言妇顺产，出血不多，不疲于用力；然血出不鲜，殆与涌吐之血色相同。此因平素血虚，加以新产脱血，筋脉不荣，致发痉耳。仲景曰："新产妇人有三病，一者病痉，二者病郁冒；三者大便难。"又曰："新产血虚，多汗出，喜中风，故令病痉……"夫汗出过多，则表阳不固，复感风邪，筋脉燥急，发则成痉。是故产后发痉，责在血虚也。血虚之脉，法当细微，今竟脉盛，何耶？不知《黄帝内经》曰："安卧脉盛，谓之脱血。"安卧者，无他病而不能起也；脉盛者，火炽于里也。此与表有邪之脉盛有别也。《黄帝内经·素问》曰："风寒客于肾，肾传之心，病筋脉相引而急，病名曰瘛。"《黄帝内经·素问》曰："心脉急甚为瘛疭。"以血虚之体，加以产后脱血，心主血脉而属火，肝主筋而属木，木能生火，血虚于里，则火热内生，故筋脉燥急而手足拘挛也。然则其面目浮肿又何耶？《黄帝内经·素问》曰："太阳之厥，则肿前头重，足不能行，发为眴仆。"心火炽则太阳之气逆于头。厥者，逆也。头为诸阳之会，故肿首头重也。肝气犯胃，故涌吐涎沫。胃络被灼而血溢也。故产后发痉，心与肝为主病。治法宜滋养其血，使血行厥自平，阴生而火自熄，于是处以胶艾汤。抵暮，病人因起溲便而瘛疭复发，已而善怒骂詈，狂躁不已，此皆血虚火炽，心神躁扰故耳。病家又促余诊。是夜连进生化汤加艾叶、地黄、阿胶2剂，瘛疭不作，诸证次第悉平，饮食渐进，再与胶艾汤而愈。

编者按：吴老曰"故产后发痉，心与肝为主病"，可谓一语中的！

叶天士云"女子以肝为先天"，女子二七"天癸至"到七七"天癸竭"之间，即女子的生育期（经带胎产期），肝对女子冲任和胞宫的调节和影响尤为重要。肝体阴而用阳，肝血肝阴充盈则肝气肝阳疏泄有度，肝血肝阴不足，或见疏泄乏力，或见阴不制阳，出现肝风内动和阴虚风动，而瘛疭反复。肝血肝阴不足，阴不制阳，或肝气横逆犯胃，灼伤胃络，而涌吐血色涎沫；或肝火扰心，出现心烦神昏，不能自已等症。故症缓时用胶艾汤养肝血温肝阳，症急时用生化汤加艾叶、地黄、阿胶养血兼凉肝，使血充热熄，肝之体用和谐，不卑不亢，疏泄有序，则五脏安和，人体安康。

温病发斑疹

仲华介弟季才，秋，得外感病，证见微寒热，鼻鸣，咳嗽，脉浮大数实。此属上焦风热之证。余初为解表，继进清里之剂，2剂，证减而余热未尽。季才以为无关紧要，置之。数日后，热逐盛，不恶寒，头重，心烦，口渴，略见黄苔，病已化热入里，属阳明外证。余即处以辛凉解热剂。越宿，皮肤发现斑疹，口渴甚，弥更益烦，舌绛而燥，语言艰涩。知其热邪甚炽，有诸内而形诸外，故发斑疹也。温病发斑疹，为热毒炽盛之证，然其脉证俱实，邪气虽盛，正气亦充，堪与邪气相拮抗也。法当清营以解热，生津以滋燥，于是处方如下：银花八钱，黄连三钱，玄参八钱，生地一两，麦冬五钱，紫草四钱，桔梗三钱。

服已，舌津稍润，渴稍止，热亦降。再数前方与之，亦嘱病家须旦暮再服，庶免邪焰复炽。然病家以为病情好转，日服已，夜不再服，次日更停邀诊。至夜，热再炽。舌苔煤黑，其发展趋势欲燃及阴经矣。幸其脏气实，不容邪，故神志不乱，可预卜其能还诸于腑也。既然病机未变，继续宗前法处方如下：生地一两半，玄参一两，麦冬五钱，紫草六钱，银花八钱，黄连四钱，大青叶四钱，丹皮四钱。

午后复诊，病人热度下降，自知溲便，舌润不燥，唯黑苔扩大至全舌，唇焦齿槁如故，此证阴经不受邪，热邪从阴出阳之端倪已显。再依方夜服1剂，翌晨，黑苔尽退，转现黄苔。显见热邪完全由阴出阳，从血分转出气分矣，乃改用加减化斑汤以祛阳明之热。处方如下：石膏一两半，知母六钱，甘草三钱，玄参八钱，麦冬五钱。

以米泔水煎服。再诊黄苔亦退，热尽解，大病告一段落，唯喉干舌燥，卧不安而大便难耳，盖胃阴既损，津液未和所致也。投以调胃承气汤、竹叶石膏汤而愈。

编者按：本案为一难得的温病教学病例。因患者不听医嘱，轻视病情而一再耽误治疗，邪热从卫分入气分，再到营分而入血分的整个卫气营血发病过程，治疗得效后又从阴出阳，邪从血分出到气分，最后终于治愈。如此完整的温病"卫气营血"治疗过程，临床少见矣。从刚起病时邪犯肺卫而见"微寒热，鼻鸣，咳嗽，脉浮"，到邪热进入气分，症见"热逐盛，不恶寒，头重，心烦，口渴，略见黄苔"，说明热邪已入里伤津了，属阳明证，即气分证了，但患者服药症稍轻后未续治，致使邪热再进一步进入营分，而发斑疹，兼见"口渴甚，弥更益烦，舌绛而燥，语言艰涩"等症，病情更趋严重。最后邪热竟径入血分，"至夜，热再炽，舌苔煤黑。黑苔扩大至全舌，唇焦齿槁如故。"其发展趋势为邪热燃及阴经入血分矣。幸其脏气实，不受邪，故神志未乱，否则后果堪忧。

在用药方面，吴老"初为解表，继进清里之剂"，虽未言明用何方剂，邪犯肺卫，推测多是用"辛凉轻剂"之桑菊饮，次用清阳明气分证之"辛凉重剂"白虎汤。邪入营分后，遵叶天士所言"入营犹可透热转气"之意，以清营汤加减以清营解毒，透热转气，继以化斑汤清热泻火，并加大青叶、丹皮以清热解毒，凉血消斑。最后用调胃承气汤、竹叶石膏汤清余热、养阴津而愈。

从本案整个治疗过程看，可谓跌宕起伏，惊险异常，也可看出吴老胸有成竹，谨守病机，应对精准，方证相应，病终告愈。

消渴案

老教育家周翘轩，耳顺之年，素健，体貌丰腴，生平无疾苦。春，病消渴，驱车就余诊，至即觅溲所；既已，复求饮解渴，一若旅行沙漠之羔羊。察其面色榴红，两颧额际尤鲜艳，舌焦燥无津，苔色由黄转黑，脉数实。自言病将匝月，无寒热，口干舌燥，频欲饮水，小便解，饮一溲一，健于食，安于睡，精神不减，弗觉疲劳；唯粪便燥坚，恒二三日始一行，他无所苦。此消渴疾也。《金匮要略》曰："趺阳脉浮而数，浮则为气，数即消谷而大便坚硬，气盛则溲数，溲数则便坚，坚数相搏，即为消渴。"又曰："趺阳脉数，胃中有热，即消谷引饮，大便必坚，小便则数。"此其候也，遂拟竹叶石膏汤，清胃热而布胃津，并使啖熟大蕉数斤，以大蕉性既清胃，果腹，亦润肠也。

连天阴雨，路泞阻，周不至。越六日，周婿焕筹以车来，邀余为周诊。言周服余处方，且尝啖大蕉数斤，病情似减，大便仅滑，易行。余往视之，精神不异曩日。既诊，病情一一如昔，唯左手脉较前略为沉细，然重按仍实。此证胃有燥热，阴液被耗，前方竹叶石膏汤虽有清胃热以生津作用，然取效不著，今当拟调胃承气汤，取硝黄以软坚泄热，甘草和中，实泻火以存津之快捷方法。服已，便利褥，初燥屎，后稍软。越日，舌苔半退，诸证减。再进麻仁丸，续下软便2次，病情更减三之二，舌上津液渐生，黑苔只现于根部。改用葛根芩连汤2剂。又越日，黑苔全退，黄苔稍存，而大便又二三日行，以胃中燥，余烬来熄焉，因再与调胃承气汤下之，调以甘润，寻愈。

编者按： 本例消渴证，上中下三消均备，吴老先治以竹叶石膏汤清胃热以生津液，继而迭进调胃承气汤以软坚泄热等方，最后调以甘润之品，先后5次更方，跌宕起伏，终于告愈。

一诊用竹叶石膏汤＋大蕉：用后结果是"取效不着"，效果不好。老教育家周翘轩虽然已达60岁，但"病将匝月（注：即满月），面色榴红，两颧额际尤鲜艳，舌焦燥无津，苔色由黄转黑，脉数实。口干舌燥，频欲饮水，唯粪便燥坚，恒二三日始一行"，很显然邪热与燥屎已结，属于阳明腑实，竹叶石膏汤已难堪大用，当用承气汤攻下热结。

二诊用调胃承气汤：取硝黄以软坚泄热，甘草和中，实泻火以存津。结果是"服已，便利褥，初燥屎，后稍软。越日，舌苔半退，诸证减"。用调胃承气汤以软坚泄热，便通热退，效果不错。

三诊用麻仁丸：用后结果是"续下软便2次，病情更减三之二，舌上津液渐生，黑苔只现于根部"。麻仁丸虽亦包含有小承气汤，但以润肠通便为主，清泄邪热力弱，因此效果虽有但没有调胃承气汤显著。

四诊用葛根芩连汤：用后结果是"黑苔全退，黄苔稍存，而大便又二三日行"，本来大便已畅通了，但用葛根芩连汤后，大便又退回二三天一次了，原因是"胃中燥，余烬来熄"。

五诊用调胃承气汤后，再调以甘润，终于痊愈。

吴老实事求是，治医严谨，忠实记录了本案治疗的全过程，为我们后辈提供了宝贵的学习经验。本案引出了一个中医史上颇具争论的两种不同医学观点，即是使用攻下方法，是"下不宜早"还是"下不嫌早"？

清·黄元御在《温疫病·三阳传胃篇》中是主张下不宜早的，他认为："温病内热炽，断无但在经络不传胃腑之理……但胃热大作，必在三日之后，经热不解而后腑热郁勃，此自然之层次……若三日之外，腑热已作则攻泻之法仍可继用。"若

"肠胃未致燥结，则滋阴，不须承气，则燥结未甚亦当候之……若燥结隆盛，则三四五日之内俱可泻下，是当用伤寒急下之法"。明末吴又可则提倡"下不嫌早"，他的《温疫论》被称第一部温病学专著，他在书中强调："勿拘于下嫌迟之说，就下之证，见下无结粪，以为下之早，或以为不应下之证误投下药，殊不知承气为逐邪之设，非专为结粪而设也。"清·戴北山也是赞成下不嫌早的，他在《广温疫论》一书中说："一见舌黄、烦渴诸里证，即宜攻下，不可拘于下不嫌迟之说。"清·杨栗山则比较了伤寒与温病使用下法的区别，在《伤寒温热条辨》一书中指出："伤寒里热方下，温病热胜即下，其治法亦无大异，但伤寒其邪在表，自气分而传入血分，下不宜早，温病其邪在里，由血分而发至气分，下不嫌早，其证不必悉具。"

伤寒与温病的传变规律不一样，伤寒传变是由表传里，由寒转热；温病传变则是由上至下，由热转燥。杨栗山认为"伤寒下不嫌迟，温病下不嫌早"的观点比较客观，也切合临床实际。本案很明显属温病，应"下不嫌早"。吴又可"承气为逐邪之设，非专为结粪而设"的观点，则指出了承气汤的要害，揭示了承气汤的实质是逐邪热，而不是排硬便，也印证本案二三诊用调胃承气汤及麻仁丸后本来已经便通热退了，但四诊改用葛根芩连汤后，大便又退为二三天一次，原因为阳明邪热未尽，燥热伤津，致无水行舟，治疗沿用承气汤荡涤邪热，邪退方能正安。

林德康医论医案精选

林德康简介

林德康，广东省中山市大涌石井村人。幼受父辈治病济世言行的熏陶，立志为医，早年毕业于广东中医药专科学校，后悬壶故里，深受中山人民爱戴。曾治愈李民彝"温热出汗"一案，轰动一时。曾任职于中山县人民医院中医科，兼任中山县人大代表、广东省中医学会中山分会副理事长之职，曾获"佛山地区名老中医"称号。

林德康学术思想初探

林老勤奋博学，尝谓："医学不宜厚古薄今，厚今薄古。古人著作，系治病的经验总结，后人著作，乃前人经验产品。因社会进化是前进的，不断进步和发展。如温病学说，由仲景《伤寒论》发展而来；金元四家杂病学说，由仲景《金匮要略》发展而来。故古今学说，均需博览，广为采用。"黟林老立论公允，无流派之分，门户之见。不论伤寒，温病，经方，时方悉为我用。然而南方地处卑湿，气温较高，温病居多，按临床所需，更宜熟读温病著作，如叶氏《外感温热论》、吴氏《温病条辨》、王氏《温热经纬》、雷氏《时病论》、吴氏《伤寒指掌》等名著。古今医案，亦要多多阅读，因医案乃理论与实践之具体运用，前人之经验积累。而潜斋医案，辨证用药，尤为精辟，更宜细心体验。林老读书，早年更有读书摘记，把陈平伯《外感温病篇》、薛生白《湿热病篇》、潘兰坪《评琴书屋医略》编为歌诀，以助记颂，可见林老读书之勤巧。

林老认为：中医治疗西医诊断的疾病，必须掌握中医的"理、法、方、药"一套法则。根据本病客观症状，运用"四诊""八纲"进行细致地辨证，确定中医的诊断和治疗方针后处方用药。要避免先入为主，西医的诊断只可做参考，要用中医中药来治疗，就一定要以中医的理论为指导。文中"中西医结合治疗泌尿系结石23例疗效分析"和"异位妊娠"一案报道等，就总结了这方面经验。

林老谓：方剂乃是前人临床经验总结，其组织严谨，药效灵验，业医者，必须专心研究，临床自有得心应手之妙。他在古方活用上，有着丰富的经验。如取《金匮要略》妇人妊娠病脉篇的"当归芍药散"加黄芪治慢性肾炎。以黄芪配当归有当归补血汤之义，再加入菟丝子、淫羊藿组方取健脾补肾活血之功。用《伤寒论》之四逆散治胸腹痛和肝胆道疾病，《林德康诊余录》中更可见他之理法说明，方药灵验之处。

林老谓：应用成方，必须量体裁衣，大忌削足适履，不仅经方如此，即用银翘散、桑菊饮亦必须随症加减，不能生搬硬套。

林老学识渊博，临床无论内、外、妇、儿科，每使患者起于沉疴。但从不故步自封，居功自傲，对同道坦诚和蔼，对病人如亲人。对后学者谆谆告诫："医学关系人之生命安危，医乃仁术，宅心宜厚，学无常师，择善而事，勤求古训，博采众方，以丰富自己的学识，服务人群，始为无愧。疾病治愈，本属天职，不能谤议前医，以炫己功，唯名利是图。"

林老德高望重，诊务繁忙，还担负社会工作和学会工作，诊余在家，仍为登门求医者悉心诊治，为贯彻党的中医政策，无论是学术研讨、西学中班、带徒都竭尽全力，毫无保留地把自己的学识和临床经验传授。直到年老体弱病休在家，仍不甘安逸，手不释卷，把自己的临床经验，写成厚厚的一本《林德康诊余录》，供后学者作为学习和借鉴之用，林老这种为中医事业献身精神，值得我们每一个医务工作者敬佩和学习。

医案类辑

内科证治

风湿头痛

黎某，女性，25岁。

1970年1月10日初诊，因产后患头痛，由陈村来岐就医（爱人在石岐工作），已达兼旬，屡易医治，病情反见加重，由友人介绍邀请于余诊治，患者面呈痛苦病容，诉头痛甚剧，且觉如裹，肩背拘紧，恶风，口苦，欲呕，肢体困倦，小便黄，舌苔黄腻，脉濡缓，乃内有蕴热兼有风湿之邪客于太阳经也，检阅前医处方，大都平肝潜镇之法，或小柴胡汤，从辨证论治来说，宜其不效，遂议祛风胜湿以解太阳之邪，苦寒清泄，以清内蕴之热，方用清空煎加减。疏方：羌活10克，防风10克，柴胡10克，川芎6克，法半夏10克，甘草3克，黄芩10克，蔓荆子10克，黄连5克（吴茱萸六粒拌打）。

服药两剂后，诸症均觉显著改善，继用本方加减，以清解余邪，10余天而愈。

风湿两感

黄某，女性，27岁。

患发热头痛，医予银翘散、桑菊饮之剂，病经5天而未愈。1973年5月5日由家人用鸡公车送来就诊。症见头痛发热，体温39.2℃，微汗恶风，全身懈怠，肢节烦疼，痛苦呻吟，两昼夜不能酣寐，小溲欠利，微呕不渴，诊其舌苔白腻，脉象濡缓，此病属"风湿两感"，良由清明以来，淫雨连绵，地中之湿气上潮，先伤于湿，复冒风邪，所谓风湿相搏而袭于肌腠者。查患者无咳嗽，脉不浮数，因非风温之诊，投以辛凉解表之剂，宜其罔效。应从风湿论治，拟风胜疏化法，微汗之，渍渍然似欲汗者，风湿俱去矣。疏方：羌活9克，防风9克，茯苓15克，泽泻15克，桂枝6克，白豆蔻6克，秦艽12克。

上方连服2剂，症状显著减轻，次诊能步行来门诊，舌苔转黄，有化热之微，依法加入黄柏、防己，再服2剂，病霍然痊愈，可知药能对症，则有桴鼓之效。

湿温

黄某，男性，17岁。

1976年8月10日入院，患者开始恶寒，继发高热，曾到急诊服过阿司匹林、氯霉素，热势不减，并伴有上腹部隐痛，发病第三天收入我院留医。体温39℃，血压118/78mmHg，脉搏88次/分，呼吸18次/分，血常规：WBC 10.7×10^9/L，N 55%，L 45%；小便常规：白细胞（少）。初步诊断：①发热原因待查；②流感。治疗暂以抗病毒、抗菌做进一步观察。

入院第三天（12日）邀我会诊，症见头晕头痛，夜晚发热，体温39℃，今日凌晨，体温40℃，其后则自行下降至正常，肢体懈怠，渴不多饮，大便溏薄，小便短赤，舌淡，苔微黄腻，脉濡数。中医辨证属湿热交阻，邪留气分之候。宜宣湿透热，使湿化热清，气机通畅，则病可自除。疏方：石菖蒲6克，白豆蔻6克，藿香10克，薄荷5克，绵茵陈30克，连翘12克，木通10克，黄芩12克，青蒿12克，滑石30克，川贝母10克。

8月13日复诊：服药后，昨晚热势减轻，体温39℃，头晕头痛亦减，便溏1次，病情既有改善，仍遵前法加减。

疏方：照上方去薄荷。

8月14日三诊：夜热已退，转白天有微热，体温37.5℃，胸中微闷，食欲尚差，舌淡苔腻，病势虽减，但湿热未净，胃气未复，宜和胃气并清利湿热。疏方：法半夏10克，茯苓15克，陈皮3克，枳实10克，甘草3克，竹茹15克，谷芽15克，绵茵陈25克，黄芩15克。

患者于8月14日自动出院，乃将上处方开3剂，嘱带回家分3天煎服，1周后晤其家人说患者服药后，病已痊愈。

喘咳

刘某，女性，30岁，某中药店职工。

咳嗽痰多，形寒气逆，夜难着枕，眼睑微浮，病经一周，治疗未效。1974年3月15日来就诊。脉形浮滑，舌淡苔腻，病属风邪外袭，肺失宣肃，脾失健运，痰湿内蕴，故宜疏邪宣肺，温化痰湿，拟三拗二陈汤加减，疏方：麻黄、北杏仁、炙甘草、法半夏、云茯苓、陈皮、紫菀、栝楼皮、紫苏子、前胡、生姜、大枣等进退为方，投药1剂。次日复诊，形寒少，喘咳减，再投1剂，病情减半，后仍宗前法为剂，计治疗1周而愈。

喘咳（慢性肺气肿并发感染）

高某，女性，我院护士家属，年逾古稀，素有喘咳头胀病史。家庭之间，姑媳不睦，常抱抑郁。1968年冬患咳嗽气逆痰多，前医叠进小青龙加生石膏杏苏二陈辈，并西医治疗，病不稍减，西医诊断：慢支肺气肿并发感染。昼夜俯坐，7日不能着枕，目瞪神呆，胸次不舒，午后低热，口干唇燥，渴不引饮，舌红苔黄腻，脉弦滑以数，是由阴虚夹感，加上情怀抑郁，五志之阳化火，痰热交阻，逗留肺胃，窒塞气机，肃降失职所致。法当清养肺胃，肃化痰热，拟喻氏清燥救肺汤加减：沙参15克，麦冬15克，枇杷叶12克，桑叶10克，川贝母12克，生蛤壳20克，生石膏30克，天花粉15克，青黛10克，甘草9克。服药2剂，病势减轻，再服4剂，咳嗽气逆诸证基本肃清，旋以《金匮要略》麦门冬汤加减善后收功。

喘咳肿胀

梁某，男性，家住石岐。

年逾古稀，素有喘咳痰多，今春头眩心悸，咳嗽喘逆，倚息不能平卧，肢肿面浮，大腹微胀，纳谷减少，形体日羸，中西医治疗2个多月，病反日甚。1973年5月3日由友人介绍延予诊治，舌淡苔白，舌根苔厚灰腻，脉弦，两尺沉细，此脾肾阳虚，主运失职，水饮泛溢，上凌于肺，肺气不得肃降则喘咳，灌溉于肌肤则肿胀，恙延至此，颇觉束手，勉拟真武、五苓、五子、五皮复方加减温阳化饮、理气降逆，亦固本兼权宜之计也。方用：制附子18克，炒白术15克，云茯苓15克，生姜皮9克，闽泽泻9克，甜葶苈9克，苏子9克，山楂子9克，莱菔子9克，嫩桂枝6克，广陈皮5克。

二诊：前方已服2剂，喘咳较平，肿胀亦减少，小溲渐多，药既有效，仍投原方，无庸易辙。

三诊：再服了3剂，喘逆少，能平卧，小便多，浮肿消减逾半，但夜晚咳嗽尚甚，仍守原方进服。

四诊：又服了3剂，喘肿基本消失，胃纳增进，咳嗽亦减，舌根苔亦化，拟张景岳金水六君煎加减，俾脾肺肾三阴并治。方药：熟地黄30克，当归身12克，法半夏12克，云茯苓24克，炙甘草6克，广陈皮6克，款冬花12克。

五诊：服上药2剂，咳嗽显著减少，精神日佳，再投原方2剂，以巩固疗效，并服完此2剂后，可暂停服药，饮食起居，加意调摄。

2个月后，病者再来门诊，谓病情基本稳定，但近日足踝有轻度浮肿和痰喘，诊之脉沉细，舌淡苔白滑，病属肾阳不足，水饮不化，治宜温肾滋阴、利湿化饮，拟济生肾气丸加法半夏。方药：制附子24克，桂枝9克，熟地黄30克，山茱萸15克，怀山药15克，泽泻12克，牡丹皮9克，怀牛膝15克，茯苓24克，法半夏15克，车前子12克。连服15剂而愈。

咯血（支气管扩张咯血）【一】

李某，男性，57岁。

既往有肺结核及慢性肾炎病史，肺结核已钙化，肾炎经由我治愈，10年来未见复发。1973年5月18日因家事愤怒而咯血，治疗2天未见效，后来门诊，症见微咳，咯血，右侧胸痛，舌边呈瘀点，苔薄微黄而滑，脉弦涩，良由肝主怒，怒则伤肝，气火横逆犯肺，所谓木火刑金，肺络受伤之症。现X线诊断"支气管扩张咯血"。治宜平肝清瘀、涤饮降逆，方用：青黛5克，生蛤壳30克（先煎），白芍12克，怀牛膝15克，焦栀子10克，西红花1克（焗服），茜草根10克，紫菀10克，藕节炭10克，白茅根30克（先煎），人中白10克。另用田七6克分次咀嚼徐徐咽下，加强化瘀止血之效。

复诊：血减逾半，精神较好，药效既显，再宗前法。照方。

三诊：血止，胸痛未减，宗叶氏和降通络清热涤饮。苏子10克，生蛤壳30克（先煎），降香10克，郁金10克，青黛5克，苇茎30克（先煎），冬瓜仁30克，生薏苡仁30克，桃仁10克，栝楼皮仁各15克。

四诊：痛减轻，未见血，再宗前法，照方配2剂分天服。

五诊：痛止无咳，但胃纳不振，泛泛欲呕，苔腻，脉弦滑，拟和胃降逆化饮，温胆汤加减：法半夏10克，茯苓15克，橘络3克，炙甘草3克，枳实6克，竹茹10克，代赭石30克（先煎）。照方配2剂分天服。

六诊：诸恙已愈，精神良好，嘱调养性情，戒愤怒，注意饮食，以防复发，并拟滋潜和胃之品为剂，以善其后而愈。

咯血（支气管扩张咯血）【二】

肖某，女性，30岁。

1971年10月间因反复咯血入院，X线诊断为"支气管扩张咯血"。经采用各种止血针药如安络血、仙鹤草素、脑垂体后叶素等治疗10余天，均无寸效，其家人惶恐万状，要求中医会诊，乃中西结合治疗。

病情颇重，病者咯血盈口而出，今日咯血仍有500mL之多，仰卧床上，面色萎白，目暝声低，言语轻微，神情疲乏，舌淡无华，脉芤而数，乃血不归经，妄行上溢于口而咯血，阴分本亏，阳气亦虚，仲景云："吐血不止者柏叶汤主之。"今仿其方加减，冀其引血归经而止血。疏方：侧柏叶15克，炮姜炭3克，蕲艾叶15克，阿胶12克（烊化服），人中白10克，生地黄15克，血余炭10克，代赭石30克（先煎），白及15克，并用田三七6克打碎，分次咀嚼徐徐咽下，加强止血效能。果能服药1剂，血减大半，凡服3剂，血已全止，诸证亦改善，唯起床则头晕，气短力乏，纳谷较差，继以益气阴，健脾胃之品，以善其后，于1971年11月13日痊愈出院。

吐血（胃出血）

梁某，女性，28岁，横栏公社六沙大队人。

患者有胃痛史，在入院前18天，阵发性上腹痛，呕吐鲜血约150mL，排出稀烂黑便，曾在当地治疗，服过中西药未见好转，遂于1960年4月22日入我院内科留医，诊断：胃溃疡出血。治疗20余天，症状未见缓解。又于5月14日上腹部出现剧烈疼痛，排出大量紫暗色血样便，自觉头晕眼花，精神沉倦，面色苍白，病势严重，经用止血药及输血、补液等治疗，病情濒危，血压下降为88/40mmHg，血常规：RBC 1.5×10^{12}/L，Hb 40g/L，5月17日邀我会诊。症见：脘腹剧痛，排黑色稀便，面萎无华，口唇白，气怯神疲，舌质淡白，脉虚无力，乃是心脾受损，不能摄血归经，且失血过多，元气受伤，诚恐阴虚阳无所附丽，阳气亦有随亡之虞，急议扶元温涩法救治。处方：高丽参10克，白术15克，茯苓15克，炙甘草10克，当归15克，熟地黄20克，炮姜10克，三七6克，地榆炭15克。

效果：服药2剂血止，3剂大便转正常，腹痛亦止，继以归脾汤加减，调理善后，于6月26日痊愈出院。复查血常规，RBC 32×10^{12}/L，Hb 85g/L。

本例处方中参、术、苓、草为"四君子汤"，有扶元补气的功效；归、地能温养血分及止血；三七能止一切衄血，痈肿金疮亦可治，有行瘀止血、消肿定痛效能，本品为云南白药的主要组成成分；炮姜守而不走，能温经止血，使阳生阴长，凡胃中寒冷，衄血下血能治；地榆收敛止血，能主吐衄崩中及肠中血痢。可见本方确有扶元补气、温涩止血定痛的功效。

患者经过西医多方治疗，病情仍日趋恶化，经中西结合治疗，得到满意效果，足证中医学丰富多彩，确实是个宝库，值得我们努力探索。

右上腹痛（胆绞痛）

杨某，男性，42岁，水利局干部。

患者有腹痛史。近7天以来，上腹部剧烈疼痛，每天晚上须到我院急诊室打针止痛1~3次，仍然罔效，西医诊断：①胆绞痛；②胆石性胆囊炎。乃于1974年2月16日由友人介绍找我诊治。患者呈痛苦面容，形寒发热，右上腹部阵发性疼痛，恶心呕吐，巩膜微黄，口干苦而不渴，尿短而黄（初起时尿如柏汁样），4天未更衣，舌苔黄腻，脉弦紧。血液检查：TTT6u，CCFT（+），ALT 332u。中医辨证此是由于肝胆经疏泄失常，脾胃不健，气滞湿郁热蒸所致。法当疏肝理气，和胃降逆，清化湿热，自拟柴芩茵郁汤加味。疏方：柴胡12克，黄芩12克，绵茵陈30克，郁金10克，白芍15克，法半夏12克，大青叶25克，竹茹10克，枳实10克，生大黄12克（后下）。因明天是星期日，照方配2剂，分2天服。

2月18日复诊：服药后，2天没有疼痛，患者认为此2剂中药止痛确胜过打针，寒热呕吐均减，已大便2次，黄白相兼，继则色如红酱，终则色黄臭秽异常，舌苔尚腻，脉较缓和，仍宗前法加减。疏方：柴胡12克，黄芩12克，绵茵陈30克，生大黄6克（后下），郁金10克，白芍15克，枳实10克，白豆蔻5克（后下），法半夏12克，大青叶25克。

2月19日三诊：症状继续改善，但晚上腹部隐痛，大便艰涩。疏方：柴胡12克，黄芩12克，白芍15克，郁金10克，绵茵陈25克，藿香10克，枳实10克，大青叶15克，法半夏10克，生大黄10克（后下）。

2月20日四诊：大便已通畅，胃口渐开，病情良好。疏方：柴胡12克，黄芩12克，绵茵陈30克，郁金10克，白芍15克，枳实10克，法半夏12克，藿香10克，大青叶15克，鸡骨草20克。

2月22日五诊：服药以来，病从未发作，病情基本稳定，肝功能好转，ALT 130u/L。乃依上列处方再给3剂分天煎服。

3月30日六诊：自诉因爱人要上班，没有人照顾，又难于挂号，为方便起见，乃转某卫生院继续治疗，但从前晚起右上腹又疼痛，即来医院急诊室，痛仍未止，故今早特再来就诊。患者面色晦暗，呈痛苦面容，神疲力乏，曲腰，手捧上腹，呕吐频频，溲黄，舌苔黄，脉弦紧而数，拟清肝利胆理气法。疏方：柴胡12克，黄芩12克，绵茵陈30克，郁金10克，法半夏12克，白芍20克，枳壳10克，白蔻仁10克（后下），广木香10克。配2剂分天煎服（因次日为星期日故配2剂）。

4月1日七诊：药后痛呕均减，仍继前方给与煎服。

按：依上法调治1周而安。病者疼痛打针未效，后转服中药而痛止，可见中医学确有不可思议之效，值得进一步的探讨，当时缺乏胆囊造影剂，无从究其是否有胆石存在。

蛔厥（胆道蛔虫病）【一】

蔡某，女性，23岁。

1960年时患胆道蛔虫病在我院儿科留医，曾用西药治疗未效，后由我给予中药治疗而愈。因此其母于路相逢之时常向我道谢。1974年3月29日晚脘腹突然阵发性剧烈疼痛，急诊室医生诊断意见：①胆道蛔虫病；②胆石痛。经打针服药，痛苦未减。3月30日由其母陪来门诊，患者面青肢厥，满头大汗，手捧上腹，剧烈疼痛，恶心呕吐，按其腹部剑突右下方柔软，有轻度压痛感，舌苔微黄，脉象弦紧，因其人有蛔虫病史，脉证合参，拟为"蛔厥"，良由饮食不节，脾胃不和所引起，法宜制蛔定痛，用胆道驱蛔汤加味。疏方：使君子15克，苦楝皮15克，白芍15克，枳壳10克，尖槟榔25克，法半夏12克，广木香12克（后下）。

3月31日诊：星期日，因未有中医门诊，其母来说，昨晚服药后痛止，能安睡到今早又作痛，但病势较轻，乃嘱照昨日处方再服1剂，以观其效。

4月1日复诊：仍有阵发性疼痛，但痛势较轻，时间亦较短，3天未有大便，舌苔黄，脉弦稍紧，再拟前方加减。使君子15克，苦楝皮15克，尖槟榔25克，广木香10克（后下），枳壳10克，川椒6克，乌梅4枚，锦大黄12克（后下）。

4月2日三诊：腹痛止，腹部柔软如平，大便排了3次，但无蛔虫排出，胆囊造影未见结石。照上方去大黄。

4月4日四诊：腹痛已止，精神亦佳，昨天照常上班，但自觉心中有点懊㤹不适，拟枳实栀豉汤以清热除烦，以善其后。枳实10克，栀子12克，淡豆豉15克。

按：胆道驱蛔汤是前大连大学医学院经验方，我曾治我院儿科留医部经西药治疗肠虫腹痛未效者，邀我会诊按病情用本方加减治之，均具卓效。

蛔厥（胆道蛔虫病）【二】

1969年9月底，我院护士张某，年三十许，患右上腹部阵发性疼痛3天，伴有低热，间有恶心，痛时需注射吗啡、阿托品才得痛减，其他针药无效，后扩大会诊，意见：①胆道蛔虫；②胆石性胆囊炎。但X线照片未发现胆石，因经用西药未效，注射吗啡、阿托品仅能止痛于一时，非解决办法，大家决定由我开中药方，我拟用胆道驱蛔汤加柴胡、赤芍。疏方：枳壳10克，使君子15克，苦楝皮15克，广木香10克（后下），尖槟榔25克，柴胡15克，赤芍15克。

1剂药后痛减，第二日再服1剂痛止，并从大便排出死蛔虫1条，由此可见中药对胆道蛔虫病的效验，此类病例经我用此种方法治愈，不胜枚举，惜当时懒于笔记耳。

腹痛

关某，女性，47岁，莲峰区木器社。

脐腹疼痛，病经5天，曾延多医诊治，并急诊3次，针药均无效果。1978年4月16日由蔡锦治同志介绍，家属扶之来诊，病者呈痛苦面容，不断呻吟，脐腹阵阵疼痛，小便短赤，大便不爽，舌红苔黄腻，脉来弦数，余曰：此肝气郁滞，湿热内蕴所致，拟疏肝理气，清热利湿，疏方：四逆散合金铃子散加味。柴胡15克，赤芍15克，枳实12克，甘草7克，延胡索10克，救心应30克，黄芩15克，槐米15克。

17日复诊：昨日药后排稀烂粪便1次，色黄臭秽不堪，当即腹舒痛减，今日痛更减轻，药已对症，拟宗前法，再予1剂。

18日三诊：诸恙已愈，脉舌均转如平，予黄芩汤1剂以清泄余邪。疏方：黄芩15克，赤芍15克，白芍15克，甘草7克，大枣6枚。

黄疸【一】

伍某，男性，30岁。南村人，经商澳门。

病黄疸，在澳门治疗罔效，乃旋里求医。时予任安堂华侨赠医局医生，由其姊（医局工友）介绍予为之诊治。患者病延经旬，初起形寒，继则发热，日益炽盛，面目皮肤俱黄，日渐加深，烦渴，谵语，神志昏糊，小便短少色如柏汁样，脘腹微胀，大便4天未行，舌绛红，苔黄燥，脉数。余曰：缘素体阴虚，谋虑伤脾，值此秋夏之交，感受湿气时邪，郁蒸化热化毒，内陷心营，神明蒙蔽，加以胆液泛泄所致，病势到此，殊非轻小，须慎防变端。遂议叶氏神犀丹加减，以清热解毒，救阴通神，以冀其转机。方用：①板蓝根30克，玄参30克，生地黄30克，麦冬15克，金银花25克，连翘15克，黄连10克，黄芩15克，山栀子15克，石菖蒲10克，天花粉15克。水煎服，将渣再煎，日服2次；②安宫牛黄丸2个，日分2次开水化服。

幸药能对症，服药两剂后大便1次，诸症减轻，第3天减去安宫牛黄丸，仍照原方加减，共服10余剂，神清，热除，黄疸消退。后投清养胃气法，俾胃纳增加，元气自然充沛，方用西洋参、麦冬、谷芽、生薏苡仁、石斛、甘草、木瓜等加减而获收功。患者因感予为之治愈，赠予匾曰"功同再造"四字以资留念。

黄疸（急性黄疸性传染性肝炎）【二】

郑某，女性，23岁，石岐胶革厂工人。

今年申请批往澳门，因患有急性黄疸性传染性肝炎，同岐治疗，肝功能检查：TTT 20u，CCFT（++），ALT 500μ/L，T-Bil 70μmol/L。经过一个月治疗后，复查肝功能：TTT 20u，CCFT（++），ALT正常，T-Bil 40μmol/L。

1979年10月间，乃由本院苏荣光医师介绍来我处诊治，按其脉弦细数，舌红苔少，唇红口干，纳食呆滞，肝区隐痛，肝大肋下两横指，辨证病属肝阴不足，湿郁化热，治宜益阴清热，疏肝化气。疏方：二至（女贞子、墨旱莲）、白芍、甘草、丹参、麦芽、沙参、田基黄、佛手、川楝子等加减治疗，15天后复查，肝功能正常，黄疸消退，饮食增加，诸症平复而愈。

胁痛（无黄疸性传染性肝炎）

毅某，男性，24岁，张家边人。

初起病时，四肢懈怠，食欲不振，小便短赤，右胁下痛，肝大（肋下）2.5cm，无发热，未见面目皮肤黄染，肝功能检查：TTT 2u，CCFT（+），ALT 190u/L。西医诊断：无黄疸性传染性肝炎。病程3个多月，中西医治疗，症状未有改善。1976年5月14日复查肝功能：TTT 8u，CCFT（++），ALT 565u/L，后由友人介绍于5月19日来就诊，症状如上述，加上失眠多梦，舌红少苔，舌边有瘀点，脉弦细数，脉证合参，乃属肝阴不足，夹郁夹瘀之候，治宜益养肝阴，疏肝化瘀法，疏方：二至（女贞子、墨旱莲）、沙参、麦冬、鳖甲、白芍、川楝子、素馨花、郁金、小麦、大枣、丹参，牛草结、茵陈之品出入为剂，经治疗后，病情日见好转。6月9日复查肝功能：TTT 4u，CCFT（+），ALT 130u/L，由于症状、肝功能均有改善，仍守原方加减治疗，7月7日复查肝功能：TTT 4u，CCFT（+），ALT 150μ/L，肝大缩小1cm，胁痛减少，食欲增进，精神日健，梦扰稀少，夜寐甚酣。按照原方加减，调治匝月，复查肝功能：TTT 4u，CCFT（－），ALT（正常），脉舌如平，肝未触及，病情基本稳定而愈。

患者乃阴虚体质，由于初期医者妄投柴胡疏肝汤，或逍遥散等疏肝理气之剂，因而阴液更耗，故症见舌红少苔，脉象细致，梦扰失寐，阴虚液耗之象，通过辨证认识到本病属肝阴不足，夹郁夹瘀，遂依法疏方，而病乃愈，可知辨证论治之可贵。

方中之用小麦大枣者，正是《黄帝内经》："肝苦急，急食甘以缓之。"《金匮要略》"见肝之病，当先实脾"之义。

疟母（脾脏肿大）

钟某，女性，38岁，濠头小学教师。

幼时曾患疟疾，左胁下痞块20多年，近1年来日渐增大如鸡卵，疼痛亦随之加甚，食思缺乏，形体羸瘦，经多医诊治，未见好转。1977年6月中旬邀余诊视，脉见弦涩，舌淡苔灰白，余晓之曰：此病由于初时疟疾缠绵不愈，导致肝脾受损，脏腑失和，日久正气不足，因而气滞血瘀，顽痰不化，形成痞块，固定不移。《金匮要略》曰："……此结为癥瘕，名曰疟母。"本病与西医学因疟形成脾脏肿大者，若合符节。其治法宣补虚消痞，活血通络。议方：党参、白术、当归、制鳖甲、法半夏、丹参、赤芍、桃仁、柴胡、牡蛎、桂枝、穿山甲、香附。

本方党参、白术、当归补气血，健脾胃以扶正；鳖甲、牡蛎、法半夏软坚，消痞，化痰；当归、丹参、赤芍、桃仁活血化瘀，又能入络；柴胡、桂枝、穿山甲、香附疏肝理气，并能通络，诸药组合成方，正《黄帝内经》"坚者削之，结者散之，损者益之"之义。

照上方药服2周，痞块略细，疼痛减少，饮食增进。因药效显著，乃依上法加减，再调治3周，痞块基本消失，诸症亦随之而瘳。

吐泻【一】

林某，男性，40岁，安堂乡人。

患者于晚间骤然上吐下泻，病颇沉重。翌朝邀我诊治，证见腹痛，心中烦躁，口渴甚，而沾饮即呕不已，所下者稀水，一夜10余行，足腓挛急，疼痛难忍、舌苔薄黄稍浊，脉伏。时当盛暑，是乃暑湿内着，气机窒塞，宣降无权，法宜清宣导浊、和中降逆，议王梦隐蚕矢汤加减。处方：蚕沙15克，法半夏10克，黄芩12克，黄连6克，吴茱萸3克，木瓜10克，通草10克，生薏苡仁20克，川厚朴6克，大豆卷15克。

二诊：1剂而安，但自觉口干燥，尿短赤，法宜清养，忌用苦燥。处方：沙参15克，谷芽15克，扁豆25克，木瓜6克，石斛15克，麦冬10克，甘草3克，天花粉10克。

三诊：诸症悉平，再宗上方1剂，以善其后而愈。

吐泻【二】

安堂乡一老妇，年逾六旬（我在广州读医专时同学林某之母亲）。

一日凌晨，患者自觉腹中雷鸣，随则大泻大吐，排出物如泔样，1小时达10余次。当我抵病家时，患者衰惫达于极点，颜色苍白，唇青，肌削眶陷，声低嘶哑，烦躁，渴喜热饮，汗出，筋转皮瘪，手足厥冷如冰，舌淡而燥，脉象沉微欲绝，勘之脉证，俨然一重症脱水霍乱，心脏有陷于麻痹现象，方书所谓阴寒霍乱也。良由脾胃乖隔，胃失和降，脾乏升运，阳越于外，阴盛于内，转瞬间有阴阳决离之险，因力辞不敏，另请高明，由其子润霖君力为要求，遂勉拟大剂四逆汤急以回欲散之阳，驱内盛之阴，再加高丽参以益气阴，即乃强奋心肌，振兴新陈代谢之沉衰，促进血液循环，以防心肌之麻痹，冀挽垂危亦不过卿尽人工而已。

我临行时对其家人说病势已进入险途，煎药诚恐不及，宜即延西医注射补充体液，纠正脱水，防止酸中毒做急救处理。翌日时过中午，病家尚未来邀诊，以为病者死亡，到了午后一时许，其子润霖君才再来邀诊，服药后，吐泻已止，家人怕打针，昨未请西医治理。我到病家时，患者睡在床上，精神甚佳，诊之脉起肢温，其余症状均显著改善，可期出险履夷。因其小溲短少，仍守前方意，配入五苓散，分别清浊，俾气化能及州都，则小溲自畅，可防止尿毒症之发生，继续调理4天而愈。

按：本例患者临床表现，俨然一脱水重症霍乱，投以大剂四逆汤加人参，履险入夷，而获痊愈，令人欢欣鼓舞，叹经方之奇效，足资我们之揣摩。然患者脱水程度十分严重，未经注射补液，何以能得到迅速改善，此中奥义，限于我的医学水平，尚待医学先进的解释，其次患者排泄物当时未有作粪便培养，是否真性霍乱，未得科学证明，殊属遗憾。不过此等脉证，用此等方药，效果确实，值得我们在临床上进一步复验。

下腹痛

郑某，女性，65岁，1973年4月24日初诊。

最近因病从港回岐，由友人介绍就诊于余，患者症见下腹部疼痛，喜按，并时脐下有气凝聚，得热稍舒，脉象沉紧，舌淡苔白润，体温36.5℃，血压120/70mmHg。病属肝肾阴寒，气滞不宜，宜温通厥少，行气逐寒。疏方：景岳暖肝煎加减，当归15克，枸杞15克，台乌药10克，肉桂心1.5克（焗服），益智仁15克，吴茱萸5克，小茴香5克，沉香6克（后下）。

复诊：服药2剂，疼痛减轻，继以本方加减调理2周而愈。患者得病半载，曾在港中西医治疗未效，现获痊愈，非常高兴。出示前在港所服的中药处方，全属四逆散、逍遥散、金铃子散等疏肝理气之剂，因方证枘凿，未见效果。本病在于下腹，病属肝肾阴寒，故采用通厥少，除寒止痛之暖肝煎加减而奏功，观此案的疗效，证明古人"辨证论治"的重要性。

水逆证

伍某，女性，住大涌公社南村大队。

1958年10月1日，谓患感冒病五六日，今天晚膳后，病情变化，自觉心中烦闷，狂渴引饮，10分钟内可喝完五磅开水，但饮后旋则呕吐，倾出盈盆，家人目睹其状，均感惊惶失措，时近傍晚，邀我出诊，诊得舌苔白滑，脉象浮数，苦思良久，忆仲景《伤寒论》曰："中风发热，六七日不解而烦，有表里证，渴欲饮水，水入则吐者名曰水逆，五苓散主之。"此属太阳经腑同病，有表证，复有里证，膀胱气化不行，水蓄不化，胃又失于和降，因而出现有拒格上逆，随饮随吐，吐后又欲饮的证候，遂遵经旨用大剂五苓散（猪苓、泽泻、白术、茯苓、桂枝）与之，捣碎，煎成两大碗，分次频服，以五苓散有和表化气利水的作用，方中的桂枝并可兼降冲逆之效。

第二天复诊：昨晚服药后，烦渴呕逆，均觉缓解，到午夜后，甜然入寐，因再守原法，小剂与之。

时越旬日，遇患者于路上，谓服了第2剂药后，一切恢复正常。观此,仲景方法,用之得当,确能一剂知,二剂已,有立竿见影之效,医者其可忽乎。

呕吐眩晕

李某,女性,44岁,柏山大队人。

患者因频频呕吐3日,1971年11月10日收入我院急诊室观察,住了2日,经各项检验,未见异常,西药对症治疗和支持疗法,病情无改善,亦未得诊断结果。由其大队赤医陈某邀我给他诊治,病者躺在床上,闭目不语,不敢稍动,动则头晕目眩,呕恶不止,口燥不敢饮水,水入则呕恶更频,呕吐物有时染着鲜血,胸中烦满,水粒不能进,已历3日,已是面色苍黄,肌削神惫,状似卧床久缠。诊之脉象濡缓,舌苔白薄腻。《黄帝内经》曰:"肝所生病者,胸闷呕逆。"此病良由饮邪内阻,肝逆犯胃,胃失和降而然。宜和胃降逆法,拟小半夏汤(法半夏、生姜)加茯苓、藿香、橘皮、紫苏梗、代赭石、竹茹、大枣、黄芩、麦冬治之。并嘱煎成碗八分,分次频投,徐徐咽下,如第一次药吐出,可用姜汁数滴涂于舌面,再如法咽下,药则可纳入。

二诊:呕恶减半,晕少胸畅,稍能转侧。并进些饮食,神色大有转机,遂依原法去黄芩加防党参,给予2剂,分2日煎服。

三诊:已能由其爱人伴同步行来我科门诊,并说昨日已从医院回家,服药呕恶已止,诸恙基本痊愈,唯感体力疲乏,照前方稍为加减,再予2剂,以巩固疗效。

按:《伤寒指掌》言"呕吐不已,此有升无降,宜镇逆法"。故本案方中曾重用代赭石镇逆平肝。《医学衷中参西录》谓:"代赭石性和平,善镇逆气,虽降逆气而不伤正,用之得当，屡建奇效。"

呕吐物杂有鲜血者，乃由呕吐剧烈，损伤咽部微小脉络所致，毋需用止血药，呕止则血自止，所谓"治病必求其本"也。

方中用黄芩、麦冬者，以黄芩苦能泄热，麦冬甘凉能濡养胃阴，并可制姜、夏之辛燥，以防耗伤脉络。

痹病（风湿性关节炎）

麦某，女性，35岁。

患上肢肩肘部疼痛，屈伸不得，已有月余，中西治疗，依然如故，血液检查ESR：75mm/h，西医诊断：风湿性关节炎。1972年11月来就诊，病情同上，面色苍白，舌淡苔腻，脉弦细而涩，此风寒湿三气之邪杂至，乘虚而留滞经络，营卫不得宣通而成痹症。痹者闭也，治当宣通经络，祛风去湿，以仲景当归四逆汤合乌头汤加减。疏方：当归、白芍、细辛、大枣、桂枝、炙甘草、海桐皮、姜黄、羌活、威灵仙、制川乌、麻黄、黄芪等品出入为剂，凡服30余剂，患肢疼痛日日减轻而消失，屈伸自如，血液复检，ESR：15mm/h，痊愈。

1973年冬有病人郑某，女性，53岁，南头公社小学教师，亦患右上肢疼痛难以屈伸，面萎，舌淡，脉细缓，缠绵多月，医治罔效，来我处就诊，我认为风寒湿袭于经络而致的痹症，遂拟上案方药加减，调治月余，日渐减轻，最后痊愈。

湿热痹痛（腰臀髋疼痛）

付某，女性，23岁，珠海县湾仔人。

妊娠7个月，患寒战、发热、头痛4天，因第五天伴有右腹剧痛入珠海湾仔医院留医。入院后第2天早产一男婴，腹痛即止，但自觉腰臀部疼痛，以后则局限在右臀部，不能自转动体位，一动则痛楚便难以忍受，伴有低热，经治疗2周，无稍改善。1962年10月27日同转来我院外科留医，诊断意见：①右坐骨神经痛；②右髋骨关节炎；③右臀部深肌脓肿。治疗1周，病情如旧，乃邀我会诊，患者现右侧腰和臀部，以及髋关节疼痛甚剧，不能自转侧，患处不红不肿，表情痛苦，呻吟不绝，同时大便伴黏液，日行三四次，舌苔微黄腻，脉濡滑，诊断为"痹痛"。乃由湿热互阻经络，营卫不和，痹而为痛，法宜清热化湿，行气通络，则痹痛自已，而大便之稠黏，亦自清解，议加味二妙散。处方：苍术12克，黄柏12克，生薏苡仁30克，海风藤15克，防己15克，黄连6克，海桐皮15克，广木香6克（后下），独活6克，怀牛膝10克，络石藤15克。

服药1剂疼痛减轻，略能移动，以后依法加减，继续调治，于1962年11月17日痊愈出院。患者于1963年5月间因他病来我科门诊，查知病愈出院后，工作正常，病未复发。

腰痛

李某，男性，75岁

患左侧腰痛，不得俯仰，转侧亦难，病延8天，验血及便常规，均无异常。曾经中西医治疗，未获良效，乃于1973年4月18日延我诊治，诊得症状如上述，舌苔白腻，脉象两尺沉细，寸关弦涩。《素问·痹论》说："风寒湿三气杂至，合而为痹也。其风气胜者为行痹，寒气胜者为痛痹，湿气胜者为着痹。"痹者气血闭塞不通也，不通则痛。腰为肾之外候，今患者腰部痛甚，固定而不移，是乃痹症属寒湿两气偏胜，袭于少阴肾经，显然可见，拟用温和疏化法。疏方：当归15克，赤芍

15克，川芎10克，熟地黄20克，独活10克，制川乌10克，细辛7克，橘核15克，茯苓15克，怀牛膝10克。

复诊：服上药3剂，疼痛大减，屈伸转侧，均可自如，乃按法再给予3剂，后两周其家人因病来就诊，谓病者再服完3剂药，病已告痊。

石淋【一】

阮某，女性，22岁，中山丝厂职工。

患左侧腰腹疼痛，或呈绞痛，恶心呕吐，小溲频数，小便常规：蛋白（＋），红细胞（＋＋），白细胞（＋），尿酸盐（＋＋）。经省人民医院X线腹部平片检查发现"左侧输尿管上段结石（0.9cm×0.8cm）"。因闻友人患结石经余治愈，于1979年8月向来诊，诊脉濡滑，舌淡苔微黄，诊断属中医"石淋""血淋""腰痛"的范畴，乃由下焦湿热所致，拟予经验方：排石四金汤（金钱草、鸡内金、海金沙、郁金、滑石、甘草、怀牛膝、台乌药、冬葵子），因其体虚加黄芪、当归治疗20日，但未见有砂石排出，乃再三详审，认为患者有腰痛倦怠，小便不畅，舌淡形稍胖大，苔薄白，脉缓而两尺较弱，是肾失蒸化，膀胱气化不宣之故，宜温肾助阳，化气通淋，因肾与膀胱相为表里，肾阳充沛，则膀胱之气化自宣，诸证可解，拟济生肾气丸（桂枝、制附子、熟地黄、山茱萸、怀山药、牡丹皮、泽泻、车前子、怀牛膝、茯苓）加金钱草、海金沙治之。

服济生肾气丸方加味后，精神日健，服至第9剂，当天傍晚左侧腰腹不断绞痛，频频呕恶，并排出洗肉水样血尿，到了午夜后，小便更频数，最后溲出结石一颗如扁豆大，诸症渐减而瘥。

从本例的临床体会，可知辨证论治的重要，医者不能固执板方以治活病，否则难得治疗预期的效果。

石淋【二】

苏某，女性，24岁，张溪大队社员。

病者患肾绞痛，肉眼血尿，尿意频急，曾2次急诊，X线腹部平片诊断为"右侧输尿管上段结石（0.9×0.7cm）"，经当地治疗月余，症状虽有改善，但未见砂石尿出，遂于1978年5月中旬前来就诊。症见腰酸倦怠，间有腰痛，小溲频数而色红赤，舌淡形胖，舌苔薄白，脉象濡数，小便化验：蛋白（微量），红细胞（++），白细胞（+），尿酸盐（+），草酸钙（++）。脉证合参，病属中医学所谓"血淋""石淋""腰痛"的范畴。乃由肾气虚弱，膀胱气化失宣，湿热瘀滞，气机不利而成。宜温肾阳，滋肾阴，化气通淋，拟济生肾气丸方（桂枝、制附子、熟地黄、怀山药、茯苓、山茱萸、牡丹皮、泽泻、车前子、怀牛膝）合《千金》石韦散（石韦、当归、蒲黄、芍药）、金钱草、海金沙等品出入为方。治疗半个月，X线腹部平片复查，结石已下移到输尿管下段，再依法加减治疗20天。结果：排出结石一颗如扁豆大，症状随之消失，小便复查正常，X线腹部平片已无结石阴影。

血尿（前列腺癌）

杜某，男性，69岁，县农机通用厂退休工人。

病延数月，尿出鲜血，无涩痛感，腰酸膝软，神疲乏力，医作淋治，种种治疗，时愈时作，效果不良。1976年1月间来诊，脉虚而细，舌淡无华，少苔，《沈氏尊生书》谓："尿血，尿窍病也，其原因于肾虚，非若血淋之由于湿热，其分别处，则以痛不痛为断，盖痛为血淋，不痛则为尿血也。"审视患者脉舌显出一派虚象，尿时又不感痛苦，病属肾虚何疑？援拟益阴固肾，温养止血法，潘兰坪尿血方加减治之而愈。处方：当归、地黄、莲子肉、龟甲、菟丝子、鹿角霜、阿胶、血余炭、乌梅炭。

1978年秋患者病发，在我院外科留医，诊断为前列腺癌，考虑外科手术治疗，后因患者忆及1976年经我给他治愈，遂由外科邀我会诊，我照上方与之，服之血尿果愈。患者因此而自动出院，家人非常欢喜。前列腺癌结果如何，未及追踪观察，引以为憾！

小便不利（泌尿系统感染）

谭某，女性，60岁，香港同胞。

患小便不利，下腹部不适，医治匝月，未见效果，乃回岐求医，经中西医治疗两周，病情如旧。1973年5月17日由戚友介绍来诊，出示以前病历，小便常规：PRO（少），WBC（++）。西医诊断：泌尿系感染。曾用多种抗生素及中药龙胆泻肝汤加减治疗。

现症见下腹部有胀痛感，小便频数不利，眼睑微浮肿，面萎无华，头晕不适，食欲不振，肢体懈怠，舌苔白腻，脉象濡缓，拟以五苓散加味。处方：桂枝10克，白术15克，茯苓15克，猪苓15克，泽泻15克，川楝子10克，橘核15克，两头尖15克。

本方连服1周，每天1剂，症状明显减轻，病者因事归返香港。越两旬后患者又来就诊，说近1星期以来，病情复发，故再回里医治。诊其脉证如前，乃依法再予五苓散加味，调治两周，复查小便正常，诸恙平复而愈。

按：龙胆泻肝汤乃善泻肝胆湿热之剂，肝胆实火炽盛，小便淋浊，脉弦数，舌红苔黄腻者宜之。本例患者脉象濡缓，舌苔白腻，小便不利，下腹胀痛，乃属下焦湿浊，厥阴气郁所致。故以五苓散化气利水，川楝子、两头尖、橘核以疏泄厥阴气滞而取效。两方同是治小便不利，但病因不同，治法亦异，所谓"同病异治"者是也。

癃闭

癃闭是小便不畅，甚则不通之病症。我曾用倒换四苓合剂，治愈几例，兹介绍如下：

倒换四苓合剂组成：荆芥穗10克，白术10克，猪苓10克，生大黄10克（后下），茯苓15克，泽泻12克。清水三碗煎成一碗内服。

倒换四苓合剂适应证，须四诊合参。

望诊：神呆，体倦，呈痛苦面容，坐卧不安，舌苔薄黄或白而腻。

闻诊：呻吟，脐腹苦急，呼吸粗。

问诊：排尿困难，点滴而出，甚或闭塞不通，小腹里急或疼痛，口渴或不渴，间有呕吐，或大便秘结。

切诊：脉濡数，或弦缓，按小腹膨胀。

病例介绍

病例一

黄某，女性，22岁，在某卫生院工作。

患者于1960年4月20日入院待产。4月21日晚分娩后，小便不通，插管导尿，不导则不解。服西药利尿及针灸，疗效不显。病经5天。患者脐下胀闷，神态苦急焦躁，痛楚难言，6天未行大便。4月26日下午邀我会诊，诊其脉象濡数，舌苔黄浊，此为湿热阻滞，致三焦与膀胱气化功能失常，治按宣化利尿法，方用倒换四苓合剂。服后，当晚7时连续自解小便三次，尿量多，并解大便一次，腹舒神畅，一宵安睡。翌日复诊，调理善后。4月28日痊愈出院。

病例二

郑某，女性，20岁，三乡公社大布大队人。

患者于1962年2月25日入院留产，当日剖腹取儿手术后，小便点滴不通，历时8天，经服西药及针灸未效，要固定导尿管，否则不能排尿，小腹胀满，滋煎不安，非常痛楚。3月6日邀余会诊，舌苔薄黄，脉象弦缓，投予倒换四苓合剂后，时欲溲尿，仍不能解出，翌日晨照方再剂，小便即能自解，通畅无阻。患者因术后伤口感染，继续住院调理，3月31日痊愈出院。

体会：倒换四苓合剂，方中用荆芥穗之辛温，宣化上焦，使肺气通调水道，下输膀胱，则小便自利，亦以肺为水之上源，疏其源则流自洁，开其上而下自通也；大黄苦寒能泄血分实热，下瘀血，除下焦湿热，此二味药，方名"倒换散"（宋《普济方》），治癃闭不通，小腹急痛，无问新久之验方。同时又配合古方"四苓散"（术、苓、猪、泽）健脾利水，《顾氏医镜》治小便癃闭，名为隔三之治，因脾土得健，则脾气散精，上归于肺，通调水道，下输膀胱，而小便自畅。此两方原是散剂，今改作汤，又配成为复方制剂者，取其力更雄，并具有荡涤之意。凡病机由于湿热蕴结影响膀胱气化失常，三焦决渎无权，小便不通者，可获疗效。

消渴（尿崩症）

郭某，女性，24岁。

患者饮一溲一，昼夜喝开水达8磅之多，躁扰不宁，形体日见消瘦，因而入我院留医，检验小便无糖，血糖亦正常，西医诊断为"尿崩症"。治疗旬余无效,1965年转中医治疗,诊之唇红干燥,舌质红干少苔,脉象虚细而数,属中医的"消渴病",乃由气阴两伤,肺肾失职而致,宜益气滋阴,生津止渴,拟玉泉散加减。疏方:生防党参25克,天冬15克,麦冬15克,北黄芪30克,怀山药30克,生地黄15克,熟地黄15克,五味子9克,天花粉15克,粉葛根30克,乌梅肉12克。5剂,每天1剂,药渣再煎,日服2次,服完5剂消渴汤基本痊愈。

按: 前哲对消渴治法,以补虚清热为主,其中补虚为治本之法,尤以滋阴更为重要,清热为治标之法,但不可过用寒凉苦泄为要。本方之意,就是师此而立法的。

水肿(慢性肾炎)

刘某,男性,24岁。

患者反复浮肿,蛋白尿9个月。1972年11月6日第三次入院治疗。入院前4天气促,频频呕逆,在门诊治疗后呕逆改善,但浮肿蛋白尿加甚。

患者脸色苍白,面浮(+),恶心,纳谷减少,脘闷腹胀(+),小便量少,24小时内约200mL,体形消瘦,精神萎靡。舌淡苔薄微黄,脉象濡缓。尿检:PRO(++),RBC(少),WBC(少);验血:血清TC 45.9mg/dl,BUN 36mmol/L,CO_2 CP 18mmol/L。西医诊断为慢性肾炎(肾变型);中医辨证脾虚不运,湿困中宫,水气不化,属阴水的范畴。

立益气利尿法。本病患者主要由于脾气虚弱,运化失职,不能输布精微,以致湿困中宫(脾土)所致。因此,选方以四君、黄芪益气健脾;陈皮燥湿化饮;四苓温化渗湿;更佐以牵牛子逐水消肿;黄柏清泄下焦湿热,合而用之以达到益气利尿的目的,脾健湿化,病可自愈。方中不用甘草者,以中满者忌甘故也。处方：黄芪30克，党参20克，白术15克，茯苓30克，法半夏15克，陈皮5克，泽泻15克，猪苓12克，黄柏12克，牵牛子18克。

照方每日服1剂，11月9日小便复查，PRO（+），WBC（少）。11月15日小便复查，PRO（-），WBC（少）。11月24日复查，血清TC 35.5mg/dl。本病例全部用中药治疗的，服药3剂后，小便量多，水肿消退，胃纳增加，精神日健，11月25日基本痊愈出院。

按： 当时西医认为治疗效验不佳，乃介绍我纯用中医药治疗。现虽基本痊愈出院，但远期效果尚需追踪观察。

中风

黄某，男性，63岁，基边人。

1970年春，一日陡然昏聩不知人，旋则苏醒，但遗下舌强语涩，口眼㖞斜，右侧手足偏废不用，经当地医生治疗3天，未见好转，乃迎余到其家诊治，脉来虚缓，舌形胖大，边有齿印，呈瘀暗色，苔微白腻。《医宗金鉴》曰："口眼㖞斜，邪在络也；左右不遂，邪在经也；便尿阻隔，邪在腑也；神昏不语，邪在脏也。"是遵《金匮要略》为中经、络、脏、腑四证而论。《黄帝内经》谓"邪之所凑，其气必虚"。身中所虚之处，便是容邪之处，患者良由营卫先虚，邪风乘虚中于经络，脉络被阻，气血运行不畅，分肉筋骨失去濡养，而形成㖞僻之证。风性主升，痰浊随之，上阻廉泉，故舌强难言。幸脏气未衰，旋则复苏，未成虚脱，尚属幸幸。治宜固卫和营，化瘀通络，拟黄芪五物、补阳还五、牵正加菖蒲、远志，复方图治，以冀药能对证。方药：黄芪、桂枝、芍药、生姜、大枣、川芎、当归须、红花、桃仁、白附子、僵蚕、全蝎、远志。头煎后将药渣再煎，日服2次。

二诊：前方服2剂，病情无大变化，因病重药少，未易奏效，依原方再予1剂。

三诊：言语稍清，㖞斜亦有改善，依法再投2剂。

四诊：言语比前有进步，㖞斜明显改善，患肢稍能伸举，照方再予2剂。

五诊：病情基本稳定，患肢活动较灵活，拟用前方减去白附子、全蝎、僵蚕、菖蒲、远志。并嘱如无特殊变化，可照此方继续煎服，同时配合体针治疗，病情自可复原。

结果：遵照五诊处方，计服了1个多月，并体针治疗，诸恙悉平，自能步行出石岐。

盗汗

罗某，男性，23岁，本县白沙湾人。

有肝炎病史，近因患感，热退后出盗汗，病经10天，前医曾投与玉屏风散、牡蛎散之剂，而夜间盗汗益甚，每夜盗汗如雨沾衣，扭之涓滴而出，夜凡更换衣5次，彻夜不宁，体倦神疲，日形羸瘦，心烦尿赤，食思缺乏。1974年3月26日由两人陪同前来就诊，舌红无苔，脉细数。余曰：此心火伤阴之盗汗，治当泻火滋阴，固表止汗，拟当归六黄汤主之。疏方：当归15克，生地黄15克，黄柏10克，黄连6克，熟地黄15克，黄芩10克，黄芪25克。

3月27日诊：昨天服药后，有效，盗汗减少，精神稍佳，药既效仍宗前法。照26日处方。

3月28日三诊：能一人独来，诉盗汗比昨晚更少，但今缺黄芪，黄连，请处方更换药味。予乃改用甘麦大枣汤加味，以养血宁心清热固表。疏方：炙甘草6克，大枣六枚，莲子心6

克，五味子6克，柏子仁10克，当归15克，麻黄根10克，糯稻根30克（先煎去渣代水）。

3月29日四诊：稍好转，照28日处方。

3月30日五诊：病情如前。照28日处方。

4月4日六诊：仍有汗出，夜凡换衣4次，诉28日处方效果不显著，现在已购得黄芪，予思初方有效，遂改用当归六黄汤，黄连易莲子心代之。疏方：当归15克，生地黄15克，熟地黄15克，黄芪25克，黄柏10克，黄芩10克，莲子心6克。

4月5日七诊：盗汗已大大减少，昨晚仅换衣1次。照4日处方。

4月9日八诊：服上方后，盗汗已痊愈，胃纳增加，精神良好，一般无异常，再拟一清养之剂以善其后。

按：前哲张秉成云"心之所藏于内者为血，发于外者为汗，汗乃心之液也。醒而汗出者为自汗，因卫阳虚而不固也。睡而汗出者为盗汗，营阴虚而火扰也，然阴虚火扰，何以寐则汗出，而寤则无汗，以卫气者，寐则行于阴分，而卫虚故汗出，寤则卫气仍出之阳，而卫复固矣。二地之益阴补血，用当归引之入心，三黄之苦，以泻阴中之伏火，火邪宁熄，营卫静而汗自不出矣，然火静汗止恐卫气不能永固于袭，故加用黄芪以固之耳"。张氏对当归六黄汤之解释，可谓精细入微。本案之采用当归六黄汤，盖基于张氏之理论而投剂，以药能对证，效如桴鼓。观此，前医之用主治中虚卫阳不振，表疏自汗的玉屏风散、牡蛎散而治心虚有火盗汗，所谓冰炭殊途，宜其罔效。是则我们临床不能马虎，必须审证求因，循因定治，庶能获得显效。

温病后汗多

李某，男性，年三十许，大岚乡北堡人。

患者热病后汗多，病延月余，屡易医治，而病益甚。后乃由亲友介绍，迎余诊治。病者素有阿芙蓉癖（鸦片瘾），脉来细数，舌尖红赤，苔少欠津，口微苦，溲红，夜寐不宁，神疲畏冷，时在盛暑，犹厚披衣。余曰：素禀阴虚，经病温后，阴液更耗，复进温补之剂，而病情反而增剧，经言"汗为心之液"。此病良由温热余邪未清，心阳内扰，熏蒸燔灼，心液被逼外泄而汗出也。今之治法，仍以清心养液为宜，拟方：甘麦大枣汤、导赤散加西洋参、麦冬、莲子心、黄连为剂。予拟方后，病家金以前医投以大剂温补和固涩之品，汗尚不能止，今再清剂，病情恐更加恶化，时予医专毕业后，初任其乡普安医局医生，恐未取得病家之信用，为病负责，多方解释，以坚其信仰，并嘱所煎之药，分次进服，以安其心，病者乃如法服之，幸1剂汗液减半，再剂汗止，畏冷亦随之而除，继以加减复脉法调治半月而愈。病家因感予治愈曾印发传单，广为介绍，其题曰："介绍良医，病者知所问津焉。"

郁病

陈某，女性，39岁。

有肺结核病史，经X线检查，病灶已钙化，但数年以来，每逢冬春两季，则见微咳，咯出少量痰血，面烘热，或有轻度潮热，曾在国外治疗，未能获效，近由其姊陈某（新华书店职工）介绍，乃专程从南非回国，邀我诊治。

1974年2月13日来就诊，诉病史如上述，爱人有嗜赌癖，夫妇间常发生龃龉，以是心情不舒，形体羸瘦，时觉面热，或潮热感，微咳少痰，胸次痞闷，胃纳不振，每饭约半碗，睡醒口干。诊其脉弦细，舌嫩苔薄，脉证合参，良由情怀抑郁，耗伤肝脾，气阴不足，肺络受损所致。法宜调理肝脾，益气养阴，又当畅达胸怀，以疏神志，体力锻炼，增强素质，方克有济。拟甘麦大枣、栀子豉汤、沙参麦冬汤、郁金、川贝母、白芍、白薇、牡蛎等出入为剂。调理月余，胸舒神畅，舌润咳少，纳谷馨香，每饭能进一碗半，体重增加，病情日以向愈。奈因国外家人急电催促出国处理事务，故临行前来舍下表示十分感谢，不能继续在国内治疗，抱憾良多。

梅核气

刘某，女性，60岁，港澳同胞。

因咽喉不利，喉中如有炙脔肉，吐之不出，咽之不下，在澳治疗月余未效，乃回岐延医诊治，又阅1月，医谓梅核气病，投以半夏厚朴汤，病情益甚。于1973年11月间邀我诊治，症状如上所述，询之睡醒口舌干涸，微有干咳，间咯黏痰，诊其脉虚数，舌苔薄稍干。咽喉为肺胃之门户，肺胃阴伤，气火上逆，所以咽喉为之不利等证候生焉。法当生津益胃，降逆下气，则诸恙可愈。若投与半夏厚朴汤之辛温香燥，耗劫津阴，冰炭殊途，宜其病情更形加剧。方用仲景麦门冬汤（麦冬、生党参、沙参、甘草、法半夏、粳米）加减，因其服方，效果良好。照方服了30余剂，病乃痊愈。观此，我们临床治病，必须正确运用辨证论治的特点，才能收到立竿见影的效果。

脏躁

黄某，女性，34岁。

1971年3月来中医门诊，病延年余，中西医治疗未获寸效，西医诊断为癔病。患者心情烦闷躁急，常不得眠，有时无故叹气，悲喜无常，抽搐，不能自主，自病以来，不能参加工作，由友人介绍邀余诊治，脉之弦细，舌微红，苔薄白。余曰：仲景所谓脏躁病也。由于心虚及肝气郁结所致，宜养心缓急之法，即《黄帝内经》"肝苦急，急食甘以缓之"之意，拟甘麦大枣汤加味：甘草10克，浮小麦45克，白芍15克，大枣8枚（擘，去核），丹参15克，紫石英30克（先煎）。

服药1剂后，睡眠较好，连服5剂，诸症状明显减轻，后以本方加减调治匝月而愈，因喜经方之敏效，故濡笔记之。

多寐

一妇人，年约五十许，忘其姓氏，库充人。

体丰，倦怠，多寐，食后尤甚，余无不适，医治年余罔效。1973年11月30日由本县西医学习中医班吴畅新同学介绍来给我诊治。查其舌色如常，形体肥胖，苔薄白而滑，脉缓弱，是中虚不运，饮邪内盛所致，治当温阳化饮，益气健脾，拟用苓桂术甘汤合六君子汤加减调治旬余而愈。

1974年4月间吴医生再来我处学习，谓该妇人病已痊愈，现在精神硕健。

眩晕

苓桂术甘汤具有温运中阳，蠲化水饮之功；当归四逆汤具有活血养血，温经散寒之效。两方乃汉张仲景《伤寒论》方剂，临床运用得当，效果显著，有得心应手之妙。

1979年6月间余治石岐反修路病人余某，女性，45岁，因面目虚浮，起则眩晕，摇摇欲坠，胸脘痞闷，气逆欲呕，口淡无味，医治旬余，病日反剧，由其爱人刘同志及其女扶之来诊，诊之脉弦细而迟，舌形胖大，舌质淡白，苔薄白润，脉证合参，病属中阳虚弱，饮邪上逆所致，遂疏以苓桂术甘汤、当归四逆汤复方加减，温中养血，平逆去饮：茯苓、白术、桂枝、炙甘草、当归、细辛、大枣、白芍、生姜、吴茱萸、法半夏。

将上方加减调治旬余，诸症日见减轻而愈，并嘱日后常服当归生姜羊肉汤以善其后，巩固疗效。

儿科证治

感冒

侯某，女性，3个月，1974年3月19日来门诊。

患儿体质薄弱，病延多日，经急诊治疗无效，病情颇重，现症见神疲怯弱，面青唇白，鼻流清涕，微有汗出，喉中痰鸣，恶心呕吐，舌淡苔微白带腻，指纹浮淡红，脉浮缓。病属虚人感冒，风邪客于太阳，痰湿内蕴中焦，治宜疏邪解肌，化痰和胃，拟桂枝汤二陈汤复方治之：桂枝5克，白芍6克，炙甘草2克，生姜1片，大枣2枚，法半夏5克，茯苓6克，陈皮1克。

3月20日复诊：昨天服药后倾吐无余，因其母煎成半碗，分2次与服，小儿纳量过多，故药旋即吐出。乃再配1剂煎成1杯，嘱分次频频与服而不吐。今日病情改善，汗减呕少，面唇稍红活，但胃纳呆滞，仍照原方加麦芽再与1剂，以清余邪。

3月21日三诊：诸症状均减，神志良好，再照上方与服而愈。由于病儿体质柔弱，嘱以后宜常服四君子汤（参、术、苓、草），煲瘦肉以健脾开胃，增强体质，以巩固根基。

少阳病

廖某，女性，15岁。

发热10余日，下午为甚，体温39℃，口苦，胸胁苦闷，舌淡苔薄白，脉弦滑，西医各项检查未发现异常。

辨证：少阳病。

治则：和解少阳。

处方：柴胡25克，黄芩15克，法半夏12克，党参18克，甘草5克，生姜10克，大枣6枚，知母12克。

服药两剂热退而出院。

此病西医经过用各种治疗1周未效，诊断不明，改用中医辨证治愈。

温病（协热下利）

梁某，女性，3岁，澳门同胞。

发热3天，在当地（澳门）诊治，病势日甚。1978年5月4日特早车回岐，下午由其妈妈负之来诊。症见发热，体温39℃，咳嗽口渴，精神困乏，口唇干燥，舌红苔薄黄，脉滑数，病属温邪内袭肺胃，肺有热则清肃之令不行，故咳嗽；胃热灼津则口燥作渴；其舌红苔黄脉滑数，都是肺胃热盛之象。治宜凉解肺胃，拟千金苇茎汤加减。疏方：芦根30克，冬瓜仁20克，生薏苡仁20克，北杏仁7克，黄芩10克，天花粉10克，甘草3克。

5月5日复诊：咳嗽减轻，但热势炽盛，体温39℃，口渴喜饮，烦躁不寐，下利粪水，色黄热臭，从昨晚到今朝，已六七行，小溲短赤，舌红苔干黄，脉来滑数，此病为协热下利，因肺与大肠相表里，温热之邪，假阳明大肠为出路，温邪有外泄之机，治宜因势利导，拟凉泄里热法，葛根黄芩黄连汤加味。疏方：葛根30克，黄连7克，黄芩10克，甘草3克，金银花蕊15克，芦根30克。

5月5日下午三诊：药后自利1次，热势稍减，体温38.5℃，精神较佳，药既有效，照上方再予1剂。

5月6日四诊：体温37℃，下利已止，烦躁亦平，夜得酣睡，舌红苔微黄较润，脉滑数，拟清养余热，疏方：竹叶石膏汤加味。竹叶10克，生石膏30克，麦冬10克，西洋参7克（另煎），甘草3克，粳米10克，黄连5克。

5月7日早复诊，诸恙均平，脉象已和，神情清爽，腹饥思食，薛氏清补元气法。疏方：西洋参7克，麦冬10克，石斛15克，莲子肉15克，谷芽10克，甘草3克。以善其后而瘥。

高热不退

杨某，男性，2岁。

发热5天，1969年10月上旬入我院留医，治疗1周，病情未见好转，化验检查血常规无特殊变化，经过扩大会诊，亦无明确诊断。因此家人彷徨，不知所措，认为热性病中医有一定的疗效，要求中西医结合治疗，乃邀我会诊。患儿高热不退，嗜睡，不渴饮，无抽搐，小溲短赤，口唇干燥，舌绛，苔微黄，脉弦细数，脉证合参，有热陷心营之象，遂以清宫汤加减。疏方：竹叶10克，连翘10克，玄参15克，麦冬10克，莲子心6克，芦根15克，银花10克，西瓜皮20克。紫雪丹五分，先用开水1次冲服，1剂热势减轻，神清，2剂热退，后以清养之品，调治4天痊愈出院。

急惊风

黄某，男性，5岁，住孙文东路。

患儿有发育不全病史。1978年3月4日晨早起床后，骤然惊叫，手足抽搐，角弓反张，喉中痰鸣漉漉，继以壮热，不省人事，急即抱到我院急诊室求救。经过抢救，症状稍为缓解，收入儿科留医，但旋又发作，反复多次，举家彷徨，罔知所措。乃由家人抱来邀我诊治，诊得病情同上，唇色深红明亮，舌质红，苔黄厚腻，脉象滑而数，钱氏《小儿药证直诀》谓之"急惊风"也。此症之发，出于外感风邪引动内风，夹痰火食滞而成。治宜外解内清，疏方：加味钩藤饮。防风、薄荷、钩藤、全蝎、羚羊角、桑叶、白芍、胆南星、天竺黄、干地龙、神曲、甘草。

方中防风、薄荷疏解外风；全蝎、钩藤息风镇痉；羚羊角、桑叶、白芍清热息风；干地龙清热镇惊；胆南星、天竺黄利窍豁痰；神曲消食滞；甘草解毒，又能调和诸药，配合成方，诚面面周到之方。

服上药方后，热减抽少，神志渐苏，但到午夜，诸症复作，抽搐频作，热势更炽，经用西药，病情未获改善，翌日清晨，其外祖母来我处谈及，甚为紧张，请求再给予诊治，我以前药既然有效，可能病重药轻，未可能一旦平复，嘱将前方配1剂煎服，并写珍珠末一分，牛黄末一分，调匀先用开水化服，此方清热镇惊豁痰，经验有殊效。服药后，大便1次，稀薄伴有黄黑色黏液极臭，病情逐渐好转，神苏，热退，抽止，从朝至暮精神良好，时思饮食，诸恙平复而瘥。

温病误治（抽风）

安堂乡林某之子，年甫1岁。

发热数日，医投以荆防败毒散加减，头身高热，肢抽而厥，神迷口噤，患者之父从国外回来，晚年结婚，仅此一子，举家惶惑，罔知所措，当时予任职安堂乡广善医局医生，由其戚林某君介绍，延予诊治，脉来弦数，指纹直射命关，呈青紫色，舌红苔黄而燥，病是温邪，加以稚阳体质，稚阴未长，投以辛温燥烈之品，温得热而热愈炽，劫液动风之候，病情颇重，法宜祛热宣窍、清热生津、凉肝息风，议即用紫雪丹三分凉开水冲服，继予雷氏清热息风法加味。麦冬9克，生地黄15克，杭白菊9克，生石膏30克（先煎），冬桑叶9克，钩藤15克，羚羊角尖1克（磨冲）。

二诊：毒恶证已平，但身热未退，口渴喜饮，是热邪未解，阴气未复，议用竹叶石膏汤加减清热护阴。麦冬9克，竹叶9克，花旗参6克，生石膏25克（先煎），生甘草3克，象牙丝9克，干地龙5克，钩藤6克。

三诊：热退神安，投以清养法，薛氏参麦茯神汤加减。花旗参、麦冬、茯神、石斛、谷芽、生甘草、木瓜、竹茹。

患者之父因感予治愈之恩，曾赠予匾额一幅曰"医林健者"以作纪念。

麻毒闭肺（病毒性肺炎）

高某，男性，2岁3个月。

麻疹后9天，发热喘咳。1973年2月13日来就诊，检查病历，体温持续39℃左右，曾经中西医治疗，昨日血常规WBC 5×10^9/L。

现症：发热体温38.8℃，咳嗽，呼吸急促，鼻翼扇动，声音嘶哑，喉中痰鸣，烦躁不安，大便日行多次，伴有胶漉，唇裂齿燥，舌绛苔黄，脉滑数。此证乃麻疹病毒逗留，津液被劫，痰热互阻肺卫，加以幼儿稚阴未充、稚阳未长，抗病力弱，病情容易变端，中医学所谓"麻毒闭肺"，症属重病，宜中西结合治疗，以冀速效，但病家以每日均有西医打针服药，病情反更恶化，表示对西医治疗无信心，坚决要求用纯中药治疗，且谓中医药控制麻疹著称。因此，余乃拟用滋液生津，清热解毒，肃肺胃，化痰热之法，拟泻白散加减：桑白皮15克，地骨皮10克，甘草3克，麦冬10克，玄参10克，腊梅花6克，天竺黄10克，生石膏30克（先煎），北杏仁6克，川贝母6克，葶苈子5克。

用水3大碗煎取1碗分3次服，并嘱另以蟛鱼腮10克煲粥吃，因蟛鱼腮性凉而味甘咸，清热解毒而不伤正气，且能养阴，前哲云："此为血肉之品，解毒透邪而不伤气液，故为麻疹前后常用之品。"

服药后第二天症状大减，再服2剂热退，喘咳诸证亦替减，精神日健，思食，继以本方加减调治1周而瘥。

温热入营

林某，男性，5岁，安堂人。

发热旬余，医投银翘散、白虎汤，热势仍炽，后延予诊治。证见发热暮甚，夜烦无寐，间有谵语，神志呆滞，3日大便未行，舌绛而干，脉细滑数。病家谓石膏为退热有效药物，白虎汤为古方退热之良剂，病见2日来曾服白虎汤（重用生石膏两半）2剂，热反鸱张，是否病重药轻？余曰：目前患儿病情确系严重，乃温热之邪，内陷营分，有扰动心包之虞。法应清营透热，治以犀角、生地、麦冬、玄参、竹叶、金银花、连翘之品，非辛凉重剂白虎汤之所能治愈。因白虎汤乃阳明经药，以高热，烦渴引饮，舌苔黄，脉浮洪等症状为宜。今病儿临床表现以发热，口燥不渴，舌绛而干，属温邪内陷营分，治法宜清营透热法，若投予以白虎汤阳明经药，所谓药不对症，宜其罔效。

中医贵在辨证论治，不可颟顸，非白虎汤退热无效也。处方：犀角1.5克（磨冲，本人常以水牛角代，但药量要加10倍），生地黄20克，牡丹皮10克，竹叶10克，玄参15克，麦冬10克，金银花15克，连翘10克，干地龙6克，莲子心6克，紫雪丹1.5克（冲服）。

二诊：药后大解1次，稍能入寐，但热势仍炽，再宗前法，照方1剂。

三诊：热减半，能安睡，舌绛减轻，照上方去犀角加象牙丝15克。

四诊：夜间低热，微有盗汗，口干纳呆，舌不绛红，神志明显改善，拟清阴养胃法。麦冬10克，石斛15克，谷芽15克，西洋参6克（另煎），川木瓜6克，白薇10克，甘草3克，浮小麦20（先煎），生牡蛎25克（先煎）。

四诊处方连4剂，热退汗止，食欲增进，精神日健，嘱加以调理善后而愈。当时病家因感予治愈，书有匾额一幅，"仁心妙术"四个大字赠予以资纪念。1946年时在安堂华侨医局。

湿温（败血症）

杨某，男性，10个月。

病儿因发热持续20余日入我院儿科留医，体温38℃~39℃之间，验血有产气荚膜杆菌，其他检查无异常，诊断为败血症，经用各种抗生素未效，证见精神疲乏，小便短黄，舌微红，苔白薄腻，脉滑，指纹沉滞。辨证：湿温郁于少阳三焦。

治则：清泄湿热，和解少阳。

方药：青蒿、黄芩、法半夏、竹茹、陈皮、大青叶、滑石、甘草。

服药2剂后，热势减退，第三天夜间热又发作，躁扰不宁，以其舌红苔少，以湿从热化，热郁血分，治宜清泄凉血，拟方：青蒿、黄芩、干地龙、川红花、白薇、云茯苓、象牙丝。服此方2剂，热退而愈。

黄疸（急性黄疸性传染性肝炎）【一】

欧某，男性，6岁。父亲乃板芙小学教师。

患儿初起症见微寒发热，四肢懈怠，胁下隐痛，食欲不振，面目皮肤黄染，小溲短赤，肝大胁下3cm，肝功能检查TTT 12u，CCFT（++），ALT 410u/L，西医诊断：急性黄疸性传染性肝炎。病缠绵半载，经中西医治疗仍未获痊愈。

1979年5月24日由友人介绍来就诊，患儿脘腹不适，食思缺乏，面目皮肤黄染（+），形体羸瘦，刁蛮善怒，间有低热，舌淡红，苔薄腻，脉弦滑，肝胁下1.5cm，肝功能检查TTT 4u，CCFT（+），ALT 300u/L，脉证合参，《黄帝内经》曰："正气存内，邪不可干。"本病主要由患儿脾胃素弱，时邪乘虚侵袭，肝失条达，脾失健运，湿热瘀郁而成，治宜疏肝健脾，清利湿热也，拟方：茵陈、白术、茯苓、泽泻、扁豆、丹参、独脚金、麦芽、素馨花。

调治4周，肝功能复查TTT 2u，CCFT（-），ALT 120u/L，肝仅触及，胃纳增进，诸症平复而愈。

黄疸（急性黄疸性传染性肝炎）【二】

李某，男性，13岁。本院郑医师之子。

患儿因患"急性黄疸性传染性肝炎"，1979年9月邀我诊治，症见全身困倦，纳食不香，胸脘痞闷，已有1周，今则面目皮肤均呈黄染（+），小溲如浓茶样，肝区隐痛，肝大肋下两横指，脉象濡滑，舌苔白腻，肝功能检验，ALT 500u/L。脉症合参，乃由太阴健运无权，阳明通降失司，湿热蕴酿，郁滞成疸，当从阳黄论治，治以苦辛淡渗法，拟方茵陈四苓加味：绵茵陈15克，生白术10克，云茯苓12克，闽泽泻15克，陕猪苓9克，泡苍术9克，白蔻仁5克（后下），川郁金9克，海金沙10克。

服上药1周，黄染减轻，但尿仍短赤，胃纳欠佳，乃依原方加春砂仁以调脾醒胃，山栀子以泄热利湿，再调治3周，黄染全退，小溲清长，胃纳增进，精神日健，肝仅触及，复查肝功能正常，康复而愈。

黄疸（溶血性黄疸）【三】

刘某，男性，12岁。

患儿1969年7月7日入院儿科留医，入院前4天曾发高热，6日起出现巩膜和全身皮肤黄疸，酱油样小便，肝大肋下2cm，肝区疼痛，脸色萎黄而无血色，精神萎靡，尿常规：BIL（−），Hb 40g/L。家人反映，近日曾食蚕豆数粒，西医诊断：溶血性黄疸。经输血和对症治疗，未见好转，日趋恶化。7月9日上午邀我会诊，观其舌质淡无华，苔薄微黄，切脉虚细而数，脉证合参，病乃热毒炽盛，阴伤气耗之候，病情危笃，急宜清热解毒，益阴补气。疏方：犀角地黄汤加味。生地黄、牡丹皮、赤芍、犀角（水干角代）尖（磨冲）、白茅根、茵陈、当归身、高丽参（另炖）、京阿胶（烊化服）。

按：方中犀角尖（水干角代）清心凉血解毒；生地黄凉血养阴清热；赤芍与牡丹皮凉血泄热，活血化瘀；茵陈除湿清热退黄；白茅根凉血止血，清热利尿；高丽参大补元气，可以挽救气脱危候，如古方"独参汤"单用人参一味，治卒然虚脱及大出血后虚极欲脱、脉微欲绝之症；当归身补血和血；京阿胶补血止血，滋阴润燥，可知本方组成清热解毒，益阴补气，诚为标本兼治，既能祛邪，又可扶正，为邪正两顾之剂。

服上方3剂，每日1剂，症状显著改善，后乃减轻高丽参、犀角尖（水干角代）药量，再服3剂，黄疸减退，精力日渐充沛，小便转为深黄，舌质较红活，脉象细数，但睡后盗汗甚多，诊为余邪未清、阴虚有火，其盗汗多者乃阴液被火蒸越外出所致，治宜滋阴泻火，固卫止汗，方用李杲"当归六黄汤"加味（当归身、生地黄、川黄连、黄芩、黄芪、黄柏、浮小麦、熟地黄）。

按：方中当归身、二地黄（生地黄、熟地黄）养阴滋阴；三黄（黄连、黄芩、黄柏）泻火坚阴；黄芪固卫实表；浮小麦敛阴止汗，配合成方，确能达到滋阴泻火，固卫生津止汗功效。服本方2剂，盗汗减少七八，2剂而汗止，继以清养之剂（浮小麦，生甘草，乌大枣，西洋参，粒麦冬，霍石斛，川木瓜，生谷芽）调理善后，胃强神健，复查Hb 100g/L，诸症平复，25日痊愈出院。

体会：①患儿当时病情极为危重，经过中西结合治疗抢救而愈，实践证明中西结合，取长补短，是非常必要的。

②本病的黄疸，我们认为是热毒邪盛、阴伤气耗，用清热解毒、益阴补气、邪正兼顾之剂而获效，旨在辨证得当，如果

舍辨证求因，徒给予清热利湿之品以退黄，有祸不旋踵，《黄帝内经》曰："伏其所主，而先其所因。"其斯之谓欤？

③本病的盗汗乃阴虚有火，阴液被火蒸越所致，用李杲当归六黄汤滋阴泻火，固卫止汗而瘥，倘误认为病后体虚，蛮投温涩方药，亦足以偾事。

痢疾

陈某，女性，1岁3个月。

1974年3月25日，病延4天，发热炽盛，烦躁不宁，下痢稠黏，日夜20余次，小便溲赤，不思纳谷，精神倦乏，指纹紫，脉浮滑而数，舌苔黄腻，湿热内蕴，外夹表邪，治拟解肌清热利湿，葛根黄芩黄连汤加味。粉葛根15克，川黄连5克，枯黄芩10克，粉甘草3克，火炭母15克，青防风5克，白芍药10克，江枳壳5克，车前子6克。

复诊：服药后热退，利减轻，因停药1天，热势又炽，利下日夜10余次，伴有脓血，照上方加山楂6克。

三诊：上方服了2剂，热退，但滞下未减，纳呆，苔腻，拟清热化滞止利。防风5克，川黄连3克，神曲10克，槐米10克，枳实5克，白芍10克，甘草3克，火炭母15克。

四诊：上方连服2剂，滞下减轻，思食，再拟前法，照方。

五诊：大便正常，纳谷增进，嘱善调饮食，加意护理，拟予清余邪，理脾胃之品，以善其后而痊。

血痢（阿米巴痢疾）

杨某，女性，15岁，住寿山里3号。

自诉大便下血，荏苒不已，已有四月余，羸瘦体惫，经中西医治疗罔效，无明确诊断。1971年3月间来诊，经细心询问，言便中鲜血，有时呈红棕色豆酱状，量不多，日行五六次，无腹痛，无里急后重，以前曾4次大便检查，均无特殊发现。初诊时患者舌红苔少，脉来细数，余诊断为湿热伤阴痢疾，曾议《金匮要略》白头翁汤加阿胶、甘草，但疗效不满意。为了进一步探讨病情，辨病与辨证相结合，中西结合诊治，又令患者连续多次粪便检查，直至第七次才找到阿米巴从而确诊。乃用鸦胆子（苦参子）治疗，每次15粒（去壳取仁入胶囊），开水送服（不要咬烂）每日3次，第三天血痢减，第五天血痢止，共服10天，予益气补血之品善后而愈。

患者得病缠绵四月余，百医罔效，痛苦备尝，现仅服此鸦胆子仁一味。四月痼疾，一旦而愈，诚一快事也。药理研究证实本品能杀灭原虫，可治阿米巴痢疾（相当于中医学久痢、休息痢）和疟疾。张锡纯氏《医学衷中参西录》言："鸦胆子味极苦，性凉，为凉血解毒之圣药，善治热性赤痢，二便因热下血，最能清血分之热，及肠中之热，防腐生肌，诚有良效。"足资我们参考，鸦胆子仁治疗阿米巴痢疾，确具有简、验、便、廉四大优点，值得推广应用。

阳明热利

林某，男性，9个月，神湾公社外沙八队人。

1976年7月23日，因发热6天入三乡医院留医7天，经用抗生素及退热药，效果不明显，自动出院。由亲友介绍来岐就诊，时当盛暑，患儿发热炽盛，肛温40℃，烦渴，口干唇燥，额和腹部灼热尤甚，下利稀水，伴有黏液，日行20余次，小便短赤，舌苔黄，脉滑数，拟诊为邪陷阳明（肠胃）而成热利之候，宜解肌清里法，葛根黄连黄芩汤加味。葛根20克，黄连5

克，黄芩10克，甘草3克，滑石20克，秦皮10克，救必应20克，生石膏30克（先煎），火炭母20克。

连服2天，热退利止，烦渴亦除，继予清养法调治而愈。

暑热洞泻

同乡林某之子，年甫10个月。

1941年夏，因发热泄泻多日，举家彷徨，邀我出诊，患儿发热炽盛，洞泻稀水，昼夜20余行，肛门嫩红，大渴引饮，口干唇燥，涕泪俱无，眼眶深陷，精神困乏，舌质深红，苔薄黄燥无津，指纹紫色，此暑热内迫脾胃、洞泻亡津之候，病颇沉重，勉议王梦隐清养法，冀其养津止渴，清暑退热，津充泻止。方药：西洋参、生薏苡仁、扁豆、石斛、金银花、冬瓜皮、川木瓜、甘草、竹叶、滑石。煎成一碗，频频与服。一剂泄热减半，三剂而瘳。

王梦隐谓："此等证幼科无不作惊风治，因而夭折者多矣。"足供医者注意！此证误投健脾燥湿、利尿止泻之剂，亦必致阴竭而亡。

水肿（慢性肾炎急性发作）

李某，男，9岁，基边大队人。

患儿有慢性肾炎病史，因旧病复发，1974年10月间入我院儿科留医，西医诊断：慢性肾炎急性发作。经治疗旬余，病未好转，遂邀余会诊，症见眼睑浮肿，肉眼血尿，面萎无华，胃不振，尿常规：PRD（+），RBC（++）。诊之舌质红，苔微黄，脉细数，病属肾阴不足、湿热下注。缘肾与膀胱相为表里，功能失职可导致湿邪泛溢肌肤而为水肿；阴虚湿热内迫下注，故为蛋白尿和血尿；脾为湿困，故纳呆少食、面萎无华，为阴血亏损之故。其舌质红苔微黄，脉细数，都是阴虚有热之征。治宜滋阴凉血、利湿泄热法。拟《伤寒论》猪苓汤加味。拟方：猪苓12克，泽泻15克，茯苓15克，滑石20克，白茅根30克，西瓜皮30克，墨旱莲30克，阿胶10克（烊化）。

上方连进10剂，每日1剂，浮肿血尿基本消失，复检小便，PRD（微）、RBC（少），继以六味地黄汤合二至丸加减调治，最后复查小便正常，11月28日痊愈出院。

出院曾多次来诊，病情稳定，并嘱常服六味地黄丸，以巩固疗效。随访4年，未见复发。

瘀斑水肿（过敏性紫癜性肾炎）

李某，男性，6岁，沙涌大队人。

患者患皮下紫癜，肉眼血尿、眼睑浮肿，西医诊断：过敏性紫癜性肾炎。曾经中西医治疗兼旬，病情加重，后由戚友介绍邀余诊治。诊其病情同上，双下肢皮肤有瘀斑，反复出现，纳呆体倦，有时低热，脉来细数，舌淡红暗，尿常规：PRO（++），RBC（++）。血液化验：PLT正常。脉证合参，病属阴虚血热，兼夹风邪所致。其皮下瘀斑为血分热毒，反复出现者为风邪，以风善行而数变，风为阳邪而亲上，故浮肿以脸面为主；阴虚热毒，陷入下焦，故出现蛋白与尿血的病变。当以滋阴清热、解毒疏风法，拟六味地黄汤加减。疏方：生地黄20克，牡丹皮10克，茯苓15克，泽泻10克，怀山药20克，墨旱莲30克，白茅根30克，女贞子10克，白蒺藜10克。

处上方配3剂，分3天服，将药渣再煎，日服2次，服后症状改善，再服1周，诸恙悉平，尿检正常，为了巩固疗效。疏方：六味地黄汤合二至丸，补肾滋阴、益固根元，以杜病之复发。嘱3日煎服1剂，追踪4年，未见复发，现已出国往加拿大矣。

有患儿某，男性，10岁，住石岐莲峰区，患血尿、浮肿、紫斑。西医诊断：过敏性紫癜肾炎。缠绵月余，病情沉重，余亦曾以上例方法加减治愈，经过4年，未有复发，健康胜常。（但不幸于1978年因游泳溺死，惜哉！）

消渴（尿崩症）

梁某，男性，1岁。

发热4天，微咳，于1973年6月22日入我院儿科留医，初步诊断：①肺炎；②发热待查。经过入院4天治疗，病情未见改善，日趋严重。6月26日早上由其父带来门诊，邀我诊治。证见热势炽盛，肛温39.5℃，口渴引饮，小便频繁，饮一溲一，约10分钟1次，昼夜不停，精神烦躁，日渐消瘦，口唇干燥，舌红无津，苔少微黄，脉数，血、尿检查无异常，脉证合参，前哲所谓消渴病也，西医谓之"尿崩症"。良由肺胃燥热，阴津受损，稚年犯此，不可忽视，治法宜甘寒濡润，清滋肺胃，能得消渴减轻，为幸。麦冬10克，天花粉10克，牡丹皮6克，葛根15克，人参叶6克，梨皮10克，山药15克，生石膏15克（先煎），五味子3克。

6月27日复诊：消渴减半，热势减轻，照上方去五味子、人参叶，加乌梅2枚，甘草3克。

6月28日三诊：消渴显著减少，昨夜饮水4次，小便4次，能寐，肛温37.8℃，照上方再予1剂。

6月29日四诊：痊愈出院。

遗尿

周某，女性，12岁，我院前护士谢某之女。

因谢某本人曾患血尿，经我治愈，现其女从幼至今，夜夜遗尿1~2次，不胜其苦，特携来我处诊治。患儿发育尚佳，独尿床而不自知。诊脉两尺较弱，舌淡苔白，因脬气虚寒，不能制约所致，法当温肾寒以缩小便，拟方缩泉丸加味：益智仁12克，天台乌药6克，怀山药20克，制芡实15克，五味子5克，炙甘草3克。

药后当晚未见遗尿，照方连服8剂，8天均未遗尿，据说服药从未有此奇效，父母非常喜悦，续拟上方加减，以巩固疗效。

瘀斑（过敏性紫癜）

黄某，男性，11岁。

因患儿皮下出现瘀点伴有关节疼痛10余日，在当地卫生院治疗未效，1972年11月17日入我院儿科留医，经治疗后，病情未见改善。11月24日邀我会诊。症见下肢皮下瘀斑如豆大，以膝下至踝的皮肤云集满布，双侧对称，瘙痒难堪，大便呈黑褐色，食欲一般，精神尚可，右足背因奇痒抓破，有溃疡面长约1.5cm。诊其舌质微红，苔薄微黄，脉弦数。西医诊断：过敏性紫癜。中医辨证为热毒夹风，侵袭血络，血液外溢于皮肤所致，属发斑的范畴。法宜清热解毒、凉血疏风法。处方：荆芥炭10克，防风10克，生地黄20克，连翘12克，金银花15克，赤芍10克，升麻6克，红条紫草12克，茜草根10克。

服药1剂已无新出血点，再服2剂，痂斑消退一半，继以本方加减治疗痊愈出院。

跌后昏迷抽搐（脑震荡）

欧某，女性，5岁。

1970年2月23日患儿不慎从床跌落地上，当时痛哭，旋即呕吐，昏迷，入我院外科留医，第三天晚上10点邀我会诊，甘主任、姚福祥医生介绍病情，患儿呈昏迷状态（据说因抽搐注射了冬眠灵），眼时上窜，右瞳孔散大，喉中痰鸣，面孔青暗（正在输氧救急），舌质红，苔滑白，脉弦，体温38.5℃，西医诊断：①脑震荡，②脑挫伤。我认为从中医辨证观点而言，病情十分危重。此病由于跌仆，猝然痫惊，肝风夹痰夹瘀上窜，蒙蔽神明所致，法宜宣窍豁痰、镇肝息风、化瘀，拟方用石菖蒲、钩藤、天竺黄、川贝母、陈皮、全蝎、白芍、龙齿、干地龙、红花、桃仁等品，另先用安宫牛黄丸1粒开水化服。第二天会诊，患儿已能叫爸爸妈妈，神苏抽止，精神良好，遂依上方加减与服。第二天复诊时，患儿已能进半流质饮食，病情基本稳定，拟镇肝熄风汤豁痰化瘀，以清肃余邪，并嘱其他医生继续开方以善其后，因我在中医院上班，往来不便之故。

疳积

我乡农民林某之长子，年甫2岁。

患儿病延3个多月，屡医罔效，时余任安堂华侨赠医局医生。抱来就诊，患儿形体羸瘦，面色萎黄，不思饮食，善怒善哭，腹胀如鼓，按之坚实，青筋暴露，常泻屎糊，小溲微黄，舌淡，苔微白而腻，脉沉弦，指纹浮色淡，脉证合参，乃脾土虚弱，肝气郁滞，儿科书所谓疳积也，法宜健脾理气、疏肝化积，拟用五味异功散加柴胡、郁金、白芍、三棱、莪术、枳实、尖槟榔、川厚朴等，服药1剂，腹胀减轻，3剂后腹胀全消，食欲增进，旋以参苓白术散加减收功。

妇科证治

闭经（子宫内膜粘连）

方某，女性，40岁，本院外科手术室护士。

1979年6月间妊娠2个月时患急性黄疸性传染性肝炎，住院留医，经我用中药及西医护肝药治愈，嗣后由妇产科进行刮宫去胎，康复后已照常工作，但手术后月汛4个月未潮，即使有量也极稀少，色呈瘀晦，自觉脐下疼痛，经妇科治疗未效，并用探条插入宫内检查，狭窄不通畅，诊断为"子宫内膜粘连"，认为非内服药物所能取效，建议往广州大医院手术治疗。因患者害怕痛苦，不愿手术，乃延我诊治。诊脉沉弦而涩，舌淡苔薄腻，此为肝气郁结、气瘀凝滞之证，肝为藏血之脏，肝气失于条达，血瘀冲任，所以经汛停滞。脐下为子藏之所，又为厥阴经脉循行的道路，故见脐下疼痛，法宜疏肝达郁、活血调经。疏方：柴胡、当归、川芎、丹参、郁金、香附、怀牛膝、泽兰、茺蔚子、王不留行。

上方连服3剂，腹痛减轻，再连服3剂，经汛来潮，但量不多，乃再拟养血调经，以善其后，方药如下：当归、川芎、丹参、杜仲、川续断、白术、菟丝子、春砂仁、香附、益母草。

照方连服1周，腹痛已除，月汛如期，色、量正常矣。

患者愈后，谓服中药避免了手术痛苦，不胜喜悦。观此，亦足以说明中医学之丰富多彩。

带下（子宫内膜炎）

蔡某，女性，23岁，未婚，珠海桂山渔民。

病者患带下病半年有余，妇科诊断：子宫内膜炎。曾在当地治疗罔效，因慕余名，遂于1978年2月下旬特专程前来就诊。其人阴道流出液体状如米泔，绵绵不已，面色少华，头晕目眩，腰酸肢楚，体倦神疲，胃纳呆滞，舌淡苔薄白，脉象缓细，辨证属中医"带下病"，由脾虚肝郁、带脉不固而成，治宜崇土益气，疏肝达郁，俾带脉得以约束，所患自可向愈。疏方：白术12克，苍术12克，怀山药15克，党参15克，炙甘草9克，柴胡10克，荆芥9克，陈皮10克，车前子12克，海螵蛸15克，茜草根15克，白芍12克。

上方连服6剂，带下显减，诸症改善，方既有效，乃步后法参入当归、黄芪、川续断、菟丝子、山茱萸等增损，调治兼旬而愈。

按：本例初的处方乃傅青主的完带汤，方中二术、怀山药健脾燥湿；参、甘益气补虚，荆、柴、陈、车前子疏肝导湿，补正祛邪，两得其妙，医治白带之验方也；再加海螵蛸（乌贼骨）味咸性微温而涩，功专收敛，有止血止带之效；茜草根（芦茹）性味苦寒，入肝经，有治月经不止、带下绵绵之功，此两种药即《黄帝内经》"四乌贼骨一芦茹丸"方，《医学衷中参西录》曾有"对于此二药，其能治崩带，洵有确实证验"之语，但方虽验，尤贵在辨证用药之恰合病情，而取舍得宜，本案之能默收敏效，良有以也。

妊娠腹痛

余某，女性，33岁。本县岗背小学教师。

患者停经4个半月，1963年2月入院。入院前9天不慎从楼梯跌倒，之后腹部呈不规则疼痛，有时持续性疼痛，呕恶，阴道无出血，在家治疗未效，乃入我院妇产科留医。入院检查：

痛苦面容，心肺正常，腹软，肝脾未触及，子宫低于脐下，可扪及，左侧腹部有压痛，子宫有不规则收缩，阴检宫颈未开，体温正常，血压110/60mmHg，血常规：RBC 2.9×10^{12}/L，WBC 11×10^9/L，Hb 85g/L。尿常规：PRD（－），RBC（－），WBC（少）。诊断：先兆流产（可能左侧子宫附件有撕裂）。经用镇静剂及阿托品、黄体酮等西药治疗未见好转，乃于1963年2月21日上午邀我会诊。

患者诉腰腹部阵发性剧痛，有时又呈持续性疼痛，自觉坐位稍舒适，因痛楚昼夜不能就寝，精神疲惫，不思食，口苦，小溲短赤，3天无大便，诊其舌红，苔黄稍腻，脉象弦缓。

本病因跌倒而引起腹痛，我们首先考虑瘀血的可能性，临床上一般瘀血的特征有：其痛苦呈刀锥刺样，小便自利，大便黑而易，时欲漱水不欲咽，舌色紫暗且扪之湿润，脉见涩象等。现在患者不具以上任何一项的脉证，且阴道又无出血，而表现小便短赤、大便秘结、舌红苔薄黄稍腻、脉象弦缓等脉证，显系湿热困郁、阳气不宣所致，非瘀血内蓄，唯病势如此剧烈，慎防流产，不可不知。法宜清热利湿、和肝理气，则阳气自宣，而腹痛诸症自可缓解，胎亦可安，拟《活人书》芍药黄芩汤（即仲景黄芩汤去大枣）加绵茵陈、枳壳。组方：黄芩12克，白芍20克，甘草6克，枳壳10克，绵茵陈20克。用清水煎服。

服药后疼痛逐渐减轻，精神好转，夜能安寝，翌日早上只觉腹中微痛，并大便1次，臭秽难闻。因药效显著，乃仍依法加减调治3天而痊愈出院。

子痫【一】

黄某，女性，26岁。

患者因妊娠9个月患子痫入院，经治疗后抽搐止，但头晕胀痛，下肢浮肿，小便癃闭，血压180/130mmHg，症状未见改善，于11月27日邀我会诊。诊其舌红苔微黄薄腻，脉弦数，当系脾虚湿热、肝风上冒而致，拟健脾利湿、清热平肝，方用：生白术15克，云茯苓20克，闽泽泻15克，车前子15克，杭菊花10克，白芍15克，白茅根30克，钩藤20克，石决明30克（先煎）。

二诊：症状改善，有少量尿，血压150/110mmHg。钩藤15克，杭菊花10克，白芍15克，石决明30克（先煎），枯黄芩12克，车前子15克，白茅根30克，生牡蛎30克（先煎）。

三诊：小便量多，浮肿基本消退，眩晕已少，血压130/90mmHg，再照上处方给予1剂而愈。

子痫【二】

吴某，女性，23岁。

病者因妊娠9个月患子痫于1972年11月24日入保健院留医。经治疗后，抽搐已止，但头目眩晕，肢体浮肿（++），无尿，血压190/130mmHg。11月28日邀我会诊，按脉弦缓，舌淡苔微黄，议健脾渗湿、清热平肝，方用四苓散加减：闽泽泻15克，车前子15克，生白术15克，枯黄芩10克，杭菊花10克，钩藤15克，云茯苓15克，川黄柏10克。

二诊：服药1剂后，自能排尿，但量尚少，当晚产出双胎（死亡）。恶露不多，血压160/96mmHg，拟方利尿降压化瘀，方用：闽泽泻15克，车前子15克，枯黄芩12克，肥知母10克，川黄柏10克，益母草30克，怀牛膝15克。

三诊：尿多，浮肿稍减，血压140/85mmHg，唯下腹疼痛，恶露瘀块状，口苦干，方用生化汤加减：当归身15克，制川芎

10克，生桃仁10克，川红花6克，肥知母10克，益母草30克，川黄柏12克，闽泽泻15克。

四诊：诸症均减，精神良好，血压125/75mmHg，照上方去知柏给予1剂，嘱以后加意饮食调摄可也。

产后眩晕【一】

周某，女性，27岁。

患者因妊娠高血压于1972年12月14日入院留医，15日吸引产一男婴，血压仍高，经用利血平、氢氯噻嗪、胍乙啶、硫酸镁等降压药1周，未见有效。

12月20日邀我会诊，血压波动在180~200/120~130mmHg之间，头目眩晕不能起床，睁目更甚，恶露少许，舌淡苔微黄，脉弦涩，病属肝阳上亢、夹瘀所致。拟天麻钩藤汤加减，平肝降逆化瘀：钩藤15克，白芍20克，桑寄生20克，怀牛膝10克，益母草20克，黄芩10克，白蒺藜12克，生牡蛎30克（先煎），石决明30克（先煎）。

12月21日复诊：自觉精神良好，眩晕基本改善，血压160/110mmHg，药已有效，仍宗前方，因患者要求出院带药回家自煎，乃给2剂分天服。时隔2个月逢病者于途中，谓服出院药，再测血压已正常。

产后眩晕【二】

刘某，女性，37岁。

患者因患先兆子痫入院留医，入院后分娩一男婴，经治疗5天抽搐停止，但面目微浮，头晕目眩、血压不稳定，血压：160/98mmHg，曾服过多种降压药物（利血平、胍乙啶、氢氯噻嗪等）未见改善，乃邀我会诊。病者诉头晕目眩，起则更甚，难以支持，口微苦，恶露少，二便正常，诊其舌微红，苔薄白，脉来弦数，乃肝胆郁热、风阳上越所致，投予清泄邪热、潜镇息风之剂，处方：桑寄生30克，枯黄芩12克，杭菊花10克，钩藤30克，白芍15克，云茯苓15克，制川芎6克，生牡蛎30克（先煎），石决明30克（先煎）。

一剂血压降低，二剂头晕目眩明显减少，血压120/80mmHg，再予两剂，痊愈出院。

流产后腹痛眩晕

林某，女性，21岁，住石岐，爱人彭某。

患者妊娠3个月时不慎流产，因而眩晕、呕吐腹痛，多医罔效。1961年冬由我院中药房关同志介绍，邀我诊视。证见面色苍白，头晕目眩，表情淡漠，恶心呕吐，脘腹剧痛，腹中有一痞块大如鸡卵，起伏不定，有时晕厥，病情严重，举家彷徨。诊得舌淡苔薄白润，脉象沉迟，正是昔贤所谓中阳式微、阴寒内盛之候，遂拟仲景大建中汤（蜀椒、干姜、高丽参、饴糖）加吴茱萸、法半夏、代赭石以建立中气，温中散寒，俾中阳得运，阴寒自消，诸证自可缓解。果尔，服药1剂，病情有转机，再服2剂眩晕减，呕吐腹痛均止，腹中痞块消除，继以健脾和胃之香砂六君子汤增损，调治半月而痊。

术后发热【一】

陈某，女性，44岁。

患者患有子宫脱垂、慢性盆腔炎及葡萄胎，1960年4月23日入我院留医。经全子宫切除术，术后第8天开始体温升高，每天呈不规则发热，缠绵20余日，同时阴道不断流出恶臭黏液样分泌物，少腹有坠胀感，腰酸，口腔糜烂，大便坚结，体倦神疲，面色苍白（术后切口无发炎现象）。血常规：RBC 2.2×10^{12}/L，WBC 2×10^9/L，Hb 70g/L，西医诊断为：①输卵管炎？②慢性盆腔炎？经采用各种抗生素及多方治疗未见效果。5月25日邀我会诊，诊其脉细数，舌淡红苔薄黄，脉症合参，乃由阴血内耗、下焦热伏所致。拟养阴泄热法，以地骨皮饮加减。处方：当归15克，生地黄20克，赤芍15克，玄参15克，牡丹皮10克，白薇15克，地骨皮15克，生鳖甲30克（先煎），黄柏10克。

一剂热减，两剂热退，继以上方加减调治，诸症状亦次第消失，6月2日痊愈出院。

术后发热【二】

卢某，女性，20岁。

患者因右上腹部剧烈疼痛，发热，巩膜黄染（++），1960年4月21日入我院留医，由于病情急剧，即由外科进行手术，诊断为：①急性化脓性胆囊炎穿孔；②胆总管结石。由入院日起，约1个月，每天不规则发热，体温40℃以上，有时下降至36℃，曾用多种抗生素及支持疗法，病势仍不稍减，且右上腹部隐痛，食欲不振，夜烦无寐，精神沉倦，不断呻吟，巩膜黄染（++），西医诊断为：败血症。5月26日中医会诊，患者舌淡红，舌根苔黄浊腻，脉弦细滑数，证属阴血已虚、湿热蕴伏，夹有食滞也，余拟养阴泄热、导滞去湿法。处方：当归15克，生地黄15克，麦冬10克，腊梅花10克，黄柏10克，绵茵陈30克，山栀子10克，淡豆豉10克，莱菔子10克。

服药第3天开始热退，因效果满意，依法加减调治，6月8日痊愈出院。

乳汁自涌

刘某，女性，36岁。

1972年7月15日来诊，患者妊娠4个月小产，之后乳房微胀，乳汁涌出，经中西医治疗20余天无效，予拟四物汤加白术、麦芽，服药2剂后乳汁大大减少，精神改善，纳健而愈。麦芽每剂二两。此病方书谓阳明虚弱、乳房疏松所致。此病少见，故濡笔志之。

乳痈

患者某，女性，25岁，石井村人。

抗日战争时期，患者娩后左乳房生一疮疡，多方医治，均属无效，乃延余往诊。斯时疮已溃烂，延及乳头，状如翻花石榴，脓水浸淫，四边红肿，而底坚实，形若碗大，呻吟床笫，痛苦难名，余按脉弦数，曰此乳痈也，良由肝气郁结、胃热壅滞而成，盖乳头属厥阴，乳房属阳明也，如失调治，让成乳漏，则贻害无穷矣。余即处用降痈活命汤加桔梗、蒲公英给与内服，啜毒消痈散外敷，内外兼施，是晚痛减能寐，次日拔出脓头如蚕蛹者无数，照此法历治1月而瘥。

降痈活命汤：当归、黄芪、金银花、生甘草，清水煎服。此方黄芪托里排脓，当归活血定痛，金银花、甘草清热解毒，合而用之，则有相得相须之妙，故治疗乳痈无论已溃未溃，皆具卓效。

啜毒消痈散：山慈菇、川黄连、黄柏、金银花、天花粉、蒲公英、乳香、没药、田三七、刘寄奴、赤芍、白蔹、浙贝母、白芷。共研细末，嫩红肿痛未溃者，用葱白煎汤和蜂蜜各半调敷。已溃者用蜂蜜调敷。

此方黄连、黄柏、金银花、山慈菇、白蔹、蒲公英清热解毒；田三七、乳香、没药、赤芍、刘寄奴活血定痛；白芷、天花粉、浙贝母排脓去腐。综合用之，是具有清热解毒、活血定痛、排脓去腐的作用。不独治乳痈奏效，则凡阳证疮毒用之，亦历试皆验也。

其他证治

咽喉痛

廖某，男性，30岁，县委组织部工作。

患者患咽喉焮红肿痛，经在我院五官科治疗，采用多种抗生素注射及服药，历时月余，未见改善。1978年9月间由我院范国俊大夫介绍来诊，患者精神尚好，但症状如前，吞咽不利，殊以为苦，诊其舌质红赤，苔薄微黄而稍干，脉象细数，辨证属肺胃蕴热、阴液受损之候。以咽喉为肺胃之门户，肺胃热毒，蒸蒸于上，郁热既久，阴津亦耗，拟用养阴清肺汤加减，清肃肺胃，养阴解毒。处方：玄参15克，生地15克，麦冬15克，牡丹皮12克，赤芍20克，薄荷6克（后下），桔梗9克，甘草6克，浙贝母12克，咸竹蜂12克，生石膏30克，板蓝根25克。清水煎服，将渣再煎，日分2次服，服药2剂，症状减轻，依法调理1周而愈。

油风（斑秃，圆形脱毛症）

抗日战争期间，在一个早上，患者骤然发觉自己的后枕右侧头发脱落了如铜钱大的圆形斑秃，后用老生姜切成厚片向脱发区摩擦，擦至热为止，日行3次，同时内服下述中药方，约

1个月治愈。

此证名"油风",俗称"鬼剃头"。《中国医学大辞典》谓"由毛孔开张,邪风乘虚袭入所致"。因生姜性味辛温,用老者而味弥辣,具有祛风散寒、温通血脉的作用,促进局部血液循环,改善毛囊球部血液供应,有利于毛发之再生,以治其标,同时内服中药之益气养血、固卫祛风之剂,拟用八珍汤、玉屏风散复方加减,以固其本。疏方:防党参20克,白术15克,茯苓15克,炙甘草7克,川芎10克,白芍15克,熟地黄20克,黄芪30克,防风10克,何首乌15克,白蒺藜15克。

经我调治1周,圆形的秃发区就有少许白色柔软的毛发出现,约1个月时间,整个光亮脱发区之毛发恢复原状。

1963年间,我院护士危某同志患本病就诊于我,亦以此方法治之而愈。1969年秋,门诊病人黎某,男性,40岁,后枕头发成束脱落3cm,西医诊断为"斑秃",经理疗无效,我亦采用上方法,给予治疗1个月,毛发复生而愈。

瘿病(单纯甲状腺肿)

谭某,女性,20岁。

患者患颈项双侧甲状腺肿,因质软无病,初不以为意,病延半载,乃求诊予医,谓为单纯甲状腺肿,药治2个余月,病无寸效,日反增剧。1968年夏就诊于余,自觉肿块无痛,可随吞咽动作移动,咽喉则有压迫感,胸次苦闷,性情急躁,诊之脉来弦滞,舌苔薄白,此属于中医学所谓瘿病,由于情志抑郁,肝失条达,痰气互结而成,法当疏肝理气,化痰散结,议用柴胡、郁金、白芍、当归、法半夏、陈皮、茯苓、海藻、蛤壳、海浮石、牡蛎、全蝎等加减为方。服药后,病情日见改善,共服了20余剂,肿块基本消失,情绪稳定,继予逍遥散加减调治而痊。

雀目内障

林某，男性，30岁，石井村农民。

1939年秋患者病后，每日入暮后，双目不能视物，翌晨则能复明，医治半载，莫能获效，自料难期痊愈。旋延余为之诊视，诊脉弦细，舌红少苔，余曰：此雀目内障，俗名"发鸡盲"，又称"雀盲"，乃由肾阴不足、肝阳炽盛所致，失治恐成青盲（青光瞎目），则遗憾终身矣。即投予夜明砂、石决明等分，共研细末，每次用二钱（7克），蒸猪肝二两（70克）连渣服食，调治五六日间，果能复明而痊。

按：雀目内障即发鸡盲，而目不红不肿不痛，每日至申酉时则不见物者是。本案处方乃前人验方，以夜明砂乃天鼠（蝙蝠）之屎，天鼠夜出喜食蚊蚋，故其屎淘出细砂，皆未化蚊蚋眼，今取之治雀盲者，以其气类相从也。石决明味咸质重，入肝肾二经，能镇肝益肾，为眼科内障要药。唐·孙思邈用羊肝治雀目，今此方易用猪肝者，以羊肝难得之故，目为肝窍，用肝者以肝补肝也。西医学认为本病为甲种维生素（维生素A）缺乏，主张多食丰富甲种维生素食物，特别以动物肝治疗。是则本案治疗，采用这类药物宜其有效。

李尘医论精选

李尘简介

李尘，女，广东中山人。父亲曾被孙中山先生委任为大元帅府驻港筹饷委员。她曾就读于广州大学，后来又在香港华夏国医学校专攻针灸三年。1939年始，李尘在中山、澳门、香港、石岐等地行医。1939年毕业于香港华夏国医学校针灸科，后一直从事针灸专业。1958年应聘在中山县中医院针灸科，担任医疗科研教学工作。在诊疗工作中，白天忙于诊务，晚上博览群书，不断总结临床经验。20世纪50年代开始，李尘就把古老的针灸术与现代科技相结合而进行研究，于1952年创制国内首台"五用针灸电疗机"，经临床证实，疗效良好。李尘于1959年代表广东省参加全国中医经络学术座谈会，将"五用针灸电疗机"改进为"八用诊断治疗电针灸机"，1960年又代表广东省出席在上海召开的全国中西医结合工作研究会，深受欢迎。广东代表团的领导在散会之前即安排她在回程中先到广州的中山医学院及其附属医院、广州中医学院及其附属医院，做耳针专题报告及治疗和诊断试验。在长期实践中发现耳廓反应点与经络脏腑有密切关系，发现并证实"三焦点"的存在，并进一步发现经络在耳廓的循行路线，于1979年获得广东省科学大会"优秀科学技术成果奖"，《三焦点在耳廓的发现及其应用》一文刊于1962年《广东中医》第一期。三焦点现已作为常用穴广泛使用。

李尘对传统的针灸经络学说有深刻理解，具有精湛的理论修养与丰富的临床经验。对针灸治疗内、妇、儿、眼科疾患尤有心得。专长中医针灸，尤擅运用子午流注、灵龟八法治疗各种疾病，对脑血管意外、腰扭伤、百日咳、小儿麻痹后遗症、男性不育、女性不孕等病的治疗有独特的疗效。技术精湛且有崇高的医德，在群众中有较高的威望。

李尘于1978年被广东省政府授予"广东省名老中医"光荣称号，1980年当选中山县第二届人民代表大会代表及中国人民政协中山第三届委员会委员，曾任中山市中医学会顾问和中山市中医院顾问。

复方白芥子散敷贴治疗"网球肘"

"网球肘"即肱骨外上髁炎，是指肱骨外上髁、桡骨头、肱桡关节处无菌性炎症而言，中医学将这些部位统称为"肘"，认为"网球肘"是劳伤气血，筋脉不和所致。

患者临床表现是肘外侧（肱骨外上髁附近）发生疼痛，用力握拳及前臂旋转动作时加剧，略有肿胀，并有明显压痛。严重者腕伸肌亦有压痛（腕伸肌起点肌腱附着于肱骨外上髁及其附近，任何用腕力过多、过久、过猛的动作均可引起扭伤。网球运动员用腕力较多、过度疲劳后即引起腕伸肌腱起点的扭伤，故有"网球肘"之称）。

过去，治疗"网球肘"我们以舒筋通络为主，除局部针刺或火针其压痛点外，常配曲池、手三里、合谷等穴针刺，收到一定疗效。但疗程较长，患者往往不耐心坚持治疗，效果不够满意。1978年7月起，我们采用"复方白芥子散"敷贴治疗该病10例，收到满意疗效，兹介绍如下。

复方白芥子散的方药组成：白芥子、细辛、延胡索、甘遂、沉香、法半夏。共为细末，瓶载备用。

用法：以药粉适量，加姜汁蜜糖调成直径2.5cm、厚1cm之圆饼，贴于肘外侧痛处，胶布固定，贴5~7小时（感到痛痒时可将药除下），如皮肤无破损，隔日再另易新药，敷贴如前，一般5~7次为一疗程；若皮肤破损，涂以万花油或龙胆紫，待皮肤完好后再贴。

体会：方中白芥子性辛温，善于温通经络；延胡索辛散温通，行气止痛，能入气分而行气，入血分而活血，有活血祛瘀的作用；细辛辛散温行，能散寒除湿止痛；法半夏燥湿祛痰，散结消痞；沉香有行气止痛作用。上述各药组合成方，有辛散温通、散寒燥湿、行气止痛、活血祛瘀的作用，故对于气血受伤、筋脉失和而致经络阻塞不通，寒痰凝聚或扭伤瘀阻而成之"肘痛"，切中病机，用之奏效。因本方药性偏辛温，对虚寒型患者疗效较佳，而阴虚火亢或实热证则非所宜。

典型病例：

例一

患者刘某，女，48岁，患右侧肱骨外上髁炎1年多，曾经多方治疗仍反复发作。1977年7月用"复方白芥子散"贴于肘部痛处，结果数日不痛。计共贴药8次，症状完全消失。

例二

李某，女，50岁，镇商业分局。

患者右肘外侧肿痛，活动受限5个月，经骨科和按摩治疗2个月未效。转针灸治疗，肿痛略减。改针挑疗法2个月效果仍不显。1978年7月用"复方白芥子散"外敷疗法，贴药于右肘外侧痛处2次，痛止肿消，活动自如。1978年12月追踪探访，知无复发。

缪章宏医论医案精选

缪章宏简介

缪章宏，男，广东中山人，中山名老中医，20世纪50年代盛名于中山。擅长中医内科，善用经方，注重辨证施治，对各科奇难杂症颇多治验，擅长治疗各种常见病、多发病及疑难杂症，对于脾胃病、儿科疾病、妇科疾病（不孕不育、月经不调、子宫肌瘤）、内分泌系统疾病、免疫系统疾病及神经系统疾病疗效显著。

石淋（尿路结石）医案二则

余对石淋一症，主从肝论治，每奏奇效。兹举二例，以抒管见。

例一

患者严某，男性，年将不惑，中山县某公司南朗分销处干部。性喜杯中物，每餐非饮不可。

患者患肾结石已多年，经多方治疗，未获效果，又不敢动手术，只得姑息疗治之。辛丑夏，他得友人之善，来我室诊治。症见两侧腰部疼痛，左尤甚，小便涩痛而赤，里急，下腹满，经某医院确诊为肾结石病，建议手术治疗，他因畏痛而未果。诊其脉缓滑，面色如平，舌诊无异。

余谓之曰："关于肾结石，即中医之石淋也。余曾治疗多例，俱能排出结石而病愈，今又为你施治，效果则未敢必也。你宜耐心受治可也。"

他曰："我工作单位在县属南朗公社，往返多不方便，只得断续来诊，请代设法，俾解此久病之苦也。"

余遂处以当归四逆汤加怀牛膝、蒲黄、山栀子、海金沙，嘱服7日再诊。

7日后，他来复诊，谓各症均已好转，但未见有石排出，深以为虑。余曰："慢性之病，宜持之以恒，终能战而胜之。"继用前法7日，作第二疗程之治。至7日，他再来诊，并以结石一粒见示，如黄豆大，色暗黄。

他喜曰："石已排出，病已告愈矣。"

余问曰："现在身体如何？"

他曰："各症俱已大减，有时尚见腰痛及小便涩痛。"

余曰："证候尚未全失，或尚有结石在内也，你宜按照方法做第三个疗程治之。"

再7日，他又以结石一粒见示。与前相同，并怡然曰："现在证候俱不可见，或能彻底消失乎？"

余曰："可矣。余深为你幸也！"

他曰："实君之功，有以致之。"最后嘱服用肾气丸半个月以善后收功。

例二

姻亲李某年逾不惑，而体健不让青壮。乙巳夏，忽得急疾，腰痛连于小腹，手不可近，小便短赤涩痛，腹满里急，枕席呻吟，已数日矣。以村居不便，遂来岐就诊，经主诊医生同意后，当即留医观察。越旬日，诊断为肾结石，痛止症减后，遂出院门诊治疗，消炎化石，终未获效。乃商治于余。据悉病情如上（住院时尿检未详），诊脉弦劲，舌色如平，苔白滑，形体如前。余谓曰："贵恙病虽在肾，而肝不能行其疏泄，是为主因。"遂处以当归四逆汤加怀牛膝、蒲黄、山栀子、海金沙，嘱服2剂后于小便中排出结石2粒，如眉豆大，质坚，色暗黄，厥疾遂瘳。

按：或谓肝肾同属一家，不论何者为病（指气化功能而言）皆可同治，此理之易知者也。今肾得形质之病，而竟用调肝以隔治之，有所本乎？盖肾脉络膀胱，故两家互为表里，膀胱之排尿全赖气化出之，此理论之所载也。膀胱经脉其循行部位多向背走，并无涉及前面，更无与阴器连属之明文（肾脉亦然）。而肝之经脉则"循股阴，入毛中，过阴器，抵小腹（包括膀胱在内）"肝经之是动病，则见腰痛难以俯仰，此亦经论所载者也。据此，石淋（泌尿系结石）之病，欲石之随小便排出，余以为从肝论治，较之从肾论治远胜多矣。证之于临床实践，效果证验者多。管见如此，敬请就正于高明。

编者按：缪章宏老先生是中山著名中医，中医功底深厚，擅用经方治疗疑难病症，在中山及周边地区享有盛誉，深受群众欢迎。肝肾同源，肝主疏泄，肾主封藏；肝藏血，肾藏精。临床上不少肾病可从肝论治，特别是男女生殖系统疾病从肝论治更是在临床上常用。缪老前辈认为"肝肾同属一家，不论何者为病（指气化功能而言）皆可同治"，更是超出前人论述，大大拓展了从肝论治的病证范围，从以上二则医案用当归四逆汤加减治疗石淋取效便可见一斑。

编者专业为泌尿外科，对缪章宏老先生用当归四逆汤加减治疗石淋取效很感兴趣，专门查找相关文献报道，在众多中医中药治疗尿路结石的文献报道中，只有廖廖几篇有关用当归四逆汤加减治疗尿路结石的文章，治疗尿石症的大多用清热通淋、理气活血、益气温阳、健脾补肾等治法，可见用当归四逆汤治疗尿石症还不是主流方法。

当归四逆汤见于《伤寒论》厥阴病篇，含有当归、桂枝、白芍、炙甘草、大枣、细辛、通草七味药，有温经散寒、养血通络的作用，为临床常用经方。在上二则医案中，缪老前辈病史描述简单，难于看出"血虚有寒，寒凝经脉"的当归四逆汤证。当归四逆汤证既有肝阳不足，也有肝血亏虚，如属肝阳不足、疏泄不力、寒凝石结、脉络瘀阻所致的尿石症，当宜温经散寒，通络排石，方选当归四逆汤。例二"体健不让青壮"，推测其体质不似当归四逆汤证，缪老在当归四逆汤中加入怀牛膝、蒲黄、山栀子、海金沙后，方药从单纯补益转为攻补兼施，或许使当归四逆汤适用范围大大拓展，值得思考和借鉴。

总之，中医治疗尿石症，应谨遵辨证施治要旨，"有是证，用是方"，方证相应，才能取效。

从实践中对"默默不欲饮食"的体会

患者苏某，男性，75岁。住本镇亭子下百顺坊。他虽年迈，而体格魁伟，强健不减青壮，但得血淋病，缠绵数载，中西医治疗，仍未获效，并有疝气病史，现无发作耳。

壬寅（编者注：即1962年）秋，其女带他来院到我室诊治，审察后，得知证见腰痛引于少腹，腹满里急，小便赤色，频数刺痛，经久始能排完，其脉弦劲，面色舌色如平，苔白滑，饮食如平，大便不调，常数日一行，见其精神矍烁，侃侃而谈，语声洪宜其寿享高龄也。诊毕，余谓之曰："此血淋证也。但病已蔓延数载，须假以时日，始能治愈。"主用当归四逆汤加蒲黄、小蓟、牛膝、山栀子以治血调肝，助其疏泄。复诊服药4剂，各症次第缓减时，竟见发热、微寒、口干渴饮、口苦、纳少、舌苔黄之厥阴热化证。遂改用龙胆泻肝汤加肉桂3剂而热化之证解矣。

越数日，他父女来诊治时，其女惊告曰：他于昨日渐觉精神呆滞，整天默默无言，伙食亦不受纳，一反以前之健谈与活动矣。他之病是否转危，有无意外之虞？余见其俯首不语，问之不答，精神不振，但脉色俱无变化，证候亦已消失，何缘得此情状？审视再三，俱不得其故，只得照前当归四逆汤再加参以扶正，俟其变化如何，再行定夺。

次日复诊，精神状态如故，并无改善。余正踌躇之际，问以夜间卧寐情况，其女曰："前下午，见他四肢厥冷，继又转热，昨夜天将拂晓时又出现寒热往来，今晨始退。"

余聆后朗然有悟，对其女曰："得之矣。盖厥阴厥热胜复，厥少多，乃厥阴阳复之佳兆。今又往来寒热、默默不欲饮食，此少阳主证之一。你父虽病血淋之证，而其病机属于厥阴之病变，今治疗后，证已消失，又递转为往来寒热、默默不欲饮食，此厥阴转属少阳，由阴出阳，由里还表，诚向愈之可喜征兆，你可转忧为喜，不必惶恐矣。"即改用柴胡桂枝汤，以因势利导，使病仍出少阳而解。

翌日，父女皆笑容悦色告我曰："医生，你今日见我形状如何？昨日服药后，果如所言，今已病解无恙矣。"

余曰："你病已告痊愈，可不用再诊矣。"但为善后计，嘱服肾气丸一星期，以为固本之图耳。总共治疗10日，而数载缠绵痼疾得以解除。愈后经数年家访，并无复病，而疝气从此未作，诚一举而两得也。夫疝气属肝、任脉之病，血淋而从肝治，竟同疝病俱痊，总是难能可贵，喜出望外之春回大地矣。

夫默默不欲饮食一证，为少阳病小柴胡汤主证之一，在临床中见到小柴胡汤证之患者，对默默不欲饮食一证，多不如本例患者之明显，今经过本例之体认，可知前人总结一病一证，确有其经验之事实，不过其简而未详治疗之耳。因特将本例观察情况表而出之，以补前人之未详。又本例之治验，对于余所提出治肝以通淋之论点，更得而解述之合实例之又一证据矣。

编者按：本文为缪老遗著，写于何年已难于考证。本文有几点值得我辈思考借鉴：

1.缪老善从肝论治肾病，提出治肝以通淋的观点，治血淋用当归四逆汤加蒲黄、小蓟、牛膝、山栀，以治血调肝，助肝疏泄。服药后各症次第缓减时，后见发热、微寒、口干渴饮、口苦、纳少、舌苔黄等阳症，推测为厥阴热化证，是厥阴转属少阳，病邪由阴出阳，由里还表，由脏出腑，是向愈之可喜征兆，遂改用龙胆泻肝汤加肉桂而证解。

2.缪老重视经典，熟读经典，善于从经典中找到依据，处治疑难病症，在病变的后一阶段，在主诉不多的情况下，注重追问发病细节，先问出有"默默不欲饮食"，继问出有不太典型的"往来寒热"，抓住"但见一证便是"，果断治从柴胡桂枝汤，因势利导，使病出少阳而解。

3."愈后经数年家访，并无复病，而疝气从此未作"。推测此"疝气"应为中医专门术语，即寒疝，为寒凝肝经，致足厥阴肝经所循行的腹股沟区及阴囊、大腿内侧等部位疼痛反复发作，遇寒加重，得温缓解，非西医学的腹股沟斜疝或直疝。类似此等中西医混用的术语不少，应区别看待。中医术语均有特定的历史含义，应回归中医传统文化来理解应用，不可单纯以西医学概念论之。

实例表解"诸痛痒疮，皆属于心"的病理机制

"诸痛痒疮，皆属于心"是《黄帝内经》病机十九条中的一条。它阐述了人体皮肤发疹性疾病和疮疡等的发病机制，是医者对这些病证辨证论治之总纲，一直起到临床的指导作用。

由于病机文辞古奥，言简义深，虽经注家的诠释，对初学的人来说，依然很难领会。现为便利了解经旨，特将经义表解于下，以求明白易懂（见图）。

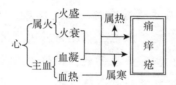

经文中把痛、痒、疮三证排列，主要说明心火与心血所反映的病理机制，不单属于疮疡中的两个症状，还包括了多种发疹性疾病的痛痒在内，如风疹、痱疹、游风、丹毒等是也。

从上图可知痛、痒、疮等证不单由于火盛血热才能发生，火衰血凝也可同样出现，如阴疮、阴斑、虚斑（叶香岩所称的斑症是包括疹证在内，如"斑色紫小点者，心包热也，点大而紫，胃中热也"）之类是也。

现将属于"诸痛痒疮，皆属于心"的病案4例列于下：

例一：风疹（皮肤过敏）

张某，女性，2岁，住本镇寿山里。1978年7月4日初诊。

母诉：她几天来全身出现疹点，大小不等，颗粒累累，有的粘连成片，嫩赤，痛痒搔抓不已，啼哭躁扰，伴有发热，伤风，其热随疹的起伏而升降，经治疗后，旋愈旋出，饮食、二便平。

脉浮数，关纹浮紫，舌色赤，苔黄（染苔），面色赤。其人发育尚好，体格一般，肛温38.6℃，处以桂枝翘紫汤加大青叶。

第二天，未见复诊，即进行家访，恰巧患者外出，当转向同屋一老叟了解，据说孩子服药后，病已解了，因挂不上号，故未能复诊。第三天，其母抱孩子到我室道谢，见孩子伶俐活泼，笑脸迎人。

据《黄帝内经》中病机十九条的"诸痛痒疮，皆属于心"一条，阐明皮肤的疮疡和发疹性的病证，而这些病的特征，必见痛痒。它的发病机制，乃心火和心血相对失了平衡之所致，如心火亢则血热，心火不足则血凝，皆能发生疮、痛、痒的见证。在临床经验中，体会到疮是包括大小的疮疡，也包括了各类的发疹，以风疹、瘴疹为多。

本例的发病机制，也不外心火亢则血热，发为风疹，证见颗粒累累，有的粘连成片。嫩赤、痛痒搔抓不已，皆是心火血热相搏所致的。肺主气，属卫，其合皮毛，开窍于鼻。疹出皮肤，必影响卫阳的宣达而发热，并显见脉浮数、关纹浮紫、舌赤等证，其热的升降又和疹的出没成正比例，更足以证明心火血热扰及卫阳的事实，有的病例，虽无明显的发热，而患部扪之烙手，与发热相同。肺窍的不利而伤风，不是外因的侵袭，而是肺受火刑的关系。

桂枝翘紫汤为本人自拟方，由桂枝、赤芍、炙甘草、生姜、大枣、连翘、紫草、丹皮等药组成，主用桂枝汤以宣通营卫、祛风活血、退热，而用连翘以清心火之亢，桂枝以宣心阳之郁，两者相反相成，能使心火得到调节而致和平。赤芍合紫草、丹皮，加大青叶以凉血，使血分和畅，不致受风火鼓动于外。这样焮赤痒痛之风疹，深得探源之治而解除了。

例二：麻后疖疮

小童缪某，男性，7岁。住本镇四方井。1978年7月21日初诊。

患儿患麻疹后继发疖疮已2天。全身遍布，大小不一，尤以背部为甚，有的稠密成片，色焮赤，痒痛甚，啼哭叫号，伴有发热，皮肤抚之灼手，睡卧不安，纳少，二便如平。脉浮数，舌色赤，苔少，面色赤，形体一般，腋温37.8℃。

治疗4天，服药6剂，逐渐疖消热退而至痊愈。治疗始终服用"连地银翘汤"（即银翘散加川黄连、生地黄，下同）。

按：麻疹是儿科四大证之一，它的发病原因，系由感受春令邪阳火旺之气，引动内伏的先天胎毒由肺经而出。所谓毒者，火也。火和血热炽盛，与外邪相搏，而麻疹的病成矣。治麻疹的大法，主要是凉血清火、辛凉解表、宣肺透疹，使麻毒尽出于外，那就必无后遗之证。

今本例患儿，观察其出麻后的痕迹，可以说是出透了。但麻疹虽然透发，而心火血热不与之俱透，故麻疹收没后，余邪又通过肺经而发为疖疮出于肌表，此即"诸痛痒疮，皆属于心"的病机反映。在证候方面，疖疮色焮赤，稠密成片，痒痛甚，面舌俱赤，这是火盛血热的表现。全身遍布，大小不一，尤以背部为甚，发热，皮肤抚之灼手，这是心火刑金，卫阳与肌表受扰的见证。《黄帝内经》说："背为阳，阳中之阳，心也；背为阳，阳中之阴，肺也。"故背部疖疮较甚。至于啼哭叫号，睡眠不安，纳少，皆两者交侵的关系。在治疗方面，虽不同于麻疹，但主以凉血清火、辛凉解表、宣肺解毒，使邪外出的治则，则与麻疹是殊途同归的。

治以"连地银翘汤"为主剂者，以川黄连泻心火之炎盛，生地黄凉血热之蒸腾，这是击其要害的主帅。由于疬疮出于肌表，肺经受火刑克，皮毛卫气受火侵袭，故以银翘散辛凉解表、宣肺透毒，加连、地以共济成功，故治疗4天而痊愈。

例三：小儿夏令热疮

患孩伍某，女姓，9个月。住本镇巨龙社。1978年7月26日初诊。

母诉：患儿在夏令季节里头部不断发生小疮，旋愈旋生。昨天并见发热，又无伤风、咳嗽证见，二便如平。并因发热而啼哭，懒于玩耍。

脉浮数，关纹无异，舌色赤，苔白，面色赤，形体发育尚好，头部小疮累累，未有化脓，燃赤，肛温38℃。

初用"连地银翘汤"，体温恢复正常，继服2剂而头疮消失，至今6个多月未见复发。

据宋朝钱仲阳（钱乙）所著《小儿药证直诀》一书，认为小儿"纯阳之体，其阴不足"，清·吴鞠通又有"小儿稚阴稚阳，易虚易实"之说，这是论述小儿的生理特点。

人身的心经，以五行论，属火；以运气学说论，属少阴热气之化。由于这些关系，故五脏分配四时的规律，都以心主夏令，故《黄帝内经》说："心者……为阳中之太阳，通于夏气。"

小儿体质属阳，加上夏令暑热炎蒸，以致心火血热（心主血），并受气候的影响而亢旺起来，故发生夏令热疮，此即

"诸痛痒疮，皆属于心"的病机反映。其疮多发生于头部者，以头为诸阳之会，血热沸腾于上的缘故。疮必痛痒、焮赤，皆血热火旺之征。

本例患儿之所以头部不断发生热疮，就是根于上面所述的生理特点，受病理变化和气候的影响而发生的。其发热者，以肺主皮毛属卫，今疮生于皮肤，使肺受到威胁，则卫气失和而发热。

治以"连地银翘汤"者，以川黄连泻心火之亢，生地黄凉心血之热，则内之血与火得到平和，而热疮不致发生。又以银翘散辛谅解表，宣肺透毒，则外之营卫调和，皮毛不致受到威胁，而发热与疮痛皆消了。

例四：虚寒疹证

患儿陈某，男性，9个月。住本镇郊区柏桠澄溪里。1978年9月9日初诊。

患儿出皮疹已半年之久，虽经中西法内外兼施，仍无法解决问题。

疹初由上肢起，渐蔓延至下肢躯体，头面较少。现在全身密布，尤以臀髋为甚，皮肤比他处色红。疹色灰白，疹形颗粒大小不一，有圆形、有椭圆形，并无脓浆，很少破烂，能自行没落，此落则彼起，不断发生，皮肤不红，有的紫黑，但初出则红，并见面赤一瞬，瘙痒。余无他证，饮食、二便如平。

其人形体一般，据说已消瘦得多，精神尚好，嬉戏自若，面色㿠白，关纹淡红，脉舌无异。

断续治疗约1个月，共11诊，服药共计20剂。初服桂枝加黄芪汤加苡、陈或紫草共12剂，继用保元汤加陈、苓共6

剂，终用十全大补汤2剂而收功。

按：凡发疹性的病，不论内科或外科，如点小者，必赤色，甚至粘连成片，没有浆液，如麻疹、风疹、湿疹、喉痧疹是也，如疹形高突如豆者，必有脓浆，其色或黄或白，只有根脚红晕，如天花、水痘是也。至于湿温病所出的白㾦，虽细小而有水浆，色白而无红晕，既与赤色的疹异，也与脓浆的疹不同，这是内科发疹性病的鉴别。

外科的疹证，如游风、丹毒、斑疹、紫癜风等，虽没有疹点之形，而赤色成片；湿疹、天疱疮、浸淫疮等都以疹形较大、水浆浸渍为特征，而无根脚红晕、皮肤赤色。由于六淫外邪侵袭所引起的发疹，则为内外科所共同的因素。

在病理来说，诸书皆认为疹小色赤者，属火，属热；疹大含脓水者，属风，属湿。其实疹是气血相胜、营卫逆从而出。如血盛则气从血化，营胜于卫，则疹赤而稠密，或粘连成片，故属火，属阳；若气盛则血从气化，卫胜于营，则疹白而含脓浆，故属寒，属阴（有的病例不尽属阴寒，而血从气化的病理则一）。再从天花、水痘论之，天花初起色赤，是血热火毒之征；及其灌浆，则气蒸其血，从气化而变为白色。水痘之成，原于气不化水，与血无关，故色白而仍属于气分，白㾦之发，也是同一机理。人身生气血者，是心肺之所司，心主血脉，肺主皮毛，当疹萌动于内，是心血与火之鼓动，及其已出皮肤，是肺气的散布，我们明白这些道理，对于治疹，就了无遗义矣。

本例患儿身出皮疹已缠绵半载之久，屡医无效。皮肤虽不红，有的紫黑，但初出则红，并见面赤一瞬，臀髋皮肤较他处为红色。这是心火不宣、血壅而发为寒证的疹，并有痛痒的见证。其疹色灰白，疹形颗粒大小不一，并无脓浆，很少破烂，这是血从气化，气能行水的缘故。臀髋部疹较多，头面反少者，以疹为阴凝所致，故盛于阴分的。面色㿠白，关纹淡红，形体瘦减，这是肺虚气寒之疹。总的来说，本例属"诸痛痒疮，皆属于心"的火衰血凝之证，与火盛血热者，形成对等的。与水痘相似，而迥然不同。由于阴性迟缓，故病迁延半载，而不断出没。

治以桂枝加黄芪汤三方者，皆所以治心肺、和气血、调营卫。其同中之异者，初用桂枝汤以温和营卫，加芪以补肺益气，或加紫草以治血，或加苈、陈以治气。在发疹病情稳定，已收者不再复出的时候，继用保元汤加陈、苓，独取一味桂枝以宣心阳和血，余皆理气治肺。终用十全大补汤为久病双补气血，也即两和营卫，以为善后收功之用。这样缠绵半载，不断发生的久病，已宣告痊愈了。愈后脱屑与他疹同。

本例在治疗的整个过程中，用方三条，始终不离黄芪、桂枝两味，这是精华之所在。因为桂枝能宣心阳以生血和营，黄芪能补气内托以治卫，故为治疗本例的要药。《神农本草经》说："黄芪气味甘微温，无毒，主痈疽，久败疮，排脓止痛，大风癞疾，五痔鼠瘘，补虚，小儿百病。"可见黄芪这个药，既能通治外科诸疾，更有利于小儿的疾病防治。

谈谈我对补血的认识和古方的运用

桂枝汤和桂枝甘草汤治贫血效验

血是人身中的重要体液，它与气相互为用，成为维持生命活动的两大物质基础。气血的关系，犹鱼之与水，一刻不能偶离，故前人有"气为血帅，血为气母；气以运血，血以载气"

等说，它们的密切关系，有如此者。

血的运行，虽然赖气的推动，而其功能，主要是循环不息，把人体内由饮食精微所化生的营养物质，供给于脏腑和组织以至四肢百骸，维持其正常的生理活动；又把脏腑组织中要排泄的废料，带到肺脏，经过呼吸和出汗等方式而排出体外。故《黄帝内经》说："肺者，气之本也。""肺朝百脉。"即所以说明肺主呼吸，以营其呼碳吸氧和气运血行的功能。至于经论对血的功能的论述，往往把营血并称，如《素问·痹论》说："营者，水谷之精气也，和调于五脏，洒陈于六腑。"《灵枢·邪客》说："营气者，泌其津液，注之于脉，化以为血，以营四末，内注五脏六腑。"这些经论，就是说明上面所述的循环作用。

血的功能，除上述外，还与精神活动有着密切的关系，如《灵枢·本神》说："肝藏血，血舍魂，肝气虚则恐，实则怒。脾藏营，营舍意……心藏脉，脉舍神，心气虚则悲，实则笑不休。肺藏气，气舍魄……肾藏精，精舍志……"这就明确指出血和精神七情的关系是互相影响的，如血旺则精神慧爽，心情舒畅，反此，则精神萎顿，情绪抑郁，又从病理来说，热病的膀胱蓄血证，妇科病的热入血室，皆因血与热结，致使神志昏乱，出现如狂、发狂的症状。反过来说，精神过激，盛怒之后，每易引起血气上逆，甚至呕血；或由于所欲不遂，情志郁结，久必成为营血虚弱的证候。所以《素问·八正神明论》说："血气者，人之神，不可不谨养。"就是教人以调血养神之道。

血液的来源及其生化过程，《灵枢·决气》说："中焦受气，取汁变化而赤，是谓血。"《素问·经脉别论》说："食气入胃，散精于肝，淫气于筋。食气入胃，浊气归心，淫精于脉，脉气流经。"这就明白而具体地说明血的来源和生化过程，就是中焦的脾胃把饮食水谷的精微输送到心脏，得心火的宣化，而后变成赤色的血液，血液经心脏的收缩，淫注于脉道，循环往复，运行不息，就成为脉气流经的生理功能。胃又把水谷的精微输送于肝，使肝所藏的血液充盛，得以营养筋脉。据此，治疗贫血，必须补脾胃、宣心阳和补心液才能得到疗效，而补气以生血，也是要法。如蓄血或血逆上行，又要破血逐瘀、清火凉血以分别治之。血从下行出者，多因气虚不能固摄与火动妄行所致，补气以维血，清火以止血，又为扼要之图。

古人对补血的方剂，主要是依据血的来源和生化过程而制定的。如炙甘草汤是补阴以生血的，人参养营汤是宣心阳以生血的，当归补血汤是补气以生血的，而皆不外补中焦生血之源的主要法则。

我本于血液的来源和生化过程的生理功能，运用桂枝汤、桂枝甘草汤、桂枝人参汤、黄芪建中汤、芍药甘草汤等方，以为治疗贫血之用，效果颇如人意。其用方要旨，除芍药甘草汤是根于"食气入胃，散精于肝，淫气于筋"的论点，以炙甘草补脾，使食气入胃，产生精微，以白芍和肝血，益以为散精于肝，淫气于筋之用。其余4方，皆取补中之药，以为中焦受气取汁之用，取桂枝以宣心阳，使变化而赤，则血得以资生矣。芍药甘草汤用于血虚而阴不足者，余方皆为血虚而阳不生阴。黄芪建中汤更能于补阳生阴之中达到补气生血之妙。

为了验证我对经论的理解和古方运用与实践的效果，现仅举出用桂枝汤和桂枝甘草汤以治疗贫血的几个例子，以为印证。

病例一

患者卢某，女性，56岁，住本镇郊区后山大队后山大街，初诊日期：1974年3月11日。

她于3年前患钩虫病，经驱虫后，贫血仍不能恢复，多方治疗，效果不大。并经常眩晕、心悸、气促，时或胸胁不舒，虽家务操作，都不能胜任。饮食小进，二便自调。脉弦涩小，舌色淡红，无苔，面色苍白，眼睑无华，形体消瘦。

大便检查：未发现钩虫卵。血常规：RBC 2.8×10^{12}/L，Hb 85g/L。血压：145/88mmHg。

治疗分四个阶段进行：第一阶段3天，用当归四逆汤，主要以养血温肝，治其眩晕。第二阶段3天，眩晕已解，反腹痛便溏，仍胸胁不舒，用桂枝人参汤以调治心脾，温中止利。第三阶段6天，用桂枝汤、桂枝甘草汤相间服，意取补心益脾以生血液，而心悸气促已愈。在这个阶段的治疗中，患者面色已渐红润，眼睑血管复现赤色，血压164/88mmHg。血常规：RBC 3.28×10^{12}/L，Hb 95g/L。患者在这种病的好转佳兆中，认为疗效满意。事实证明，于操持家务中，打水、挑水都无心悸、气促出现，因而中止治疗。

我们及时进行家访，得悉她中止治疗的原因如上，并劝她继续治疗，以巩固效果。所以，第四阶段治疗共4天，仍用第三阶段的方法。血常规检查，RBC 6.9×10^{12}/L，Hb 110g/L。至此，3年来由于贫血而致的心悸、气促久病解除，已恢复健康了。嘱多吃三果（桂圆肉、荔枝干、大枣），间服归脾丸，以为远效之施。

本例第二阶段用桂枝人参汤虽是调治心脾、温中止利之用，实则是补血之治，因为理中汤是补脾以滋血液生化之源，桂枝以宣心阳，奉心化赤而为血的。

患者痊愈后，事隔3年半，她来岐与我邂逅，见她精神慧爽、容光焕发，并对我说身体健康，胜于往年，互相欣慰而别。

病例二

青年黄某，女性，16岁，未婚。住本镇红卫路。工作单位：

街坊绣花社。初诊日期：1974年4月2日。

患者有风湿病史，4年来肢体疼痛时作，风雨天尤甚。渐至眩晕心悸，筋惕（四肢末稍为甚）肉𤺥，晚上更甚，不能成寐，面色苍白，眼睑无华，舌质淡红，无苔，脉沉细。经中西医多方治疗，并服进口救心丹等，症未改善。其人11岁，经血来潮，经后一向正常，形体丰盛。

1973年3月，经当地医疗单位X线透视，拟为二尖瓣膜病变心脏病。后往省级医院，心电图正常；X线所见心肺无异常。

来诊时血常规：RBC 3.0×10^{12}/L，Hb 95g/L；ESR 32mm/h；大便检查，未发现虫卵。

治疗14天，以桂枝甘草汤、归脾汤、桂枝汤相间服，以补益心脾，资生血液，各症先后改善，以至消失。

血检：RBC 3.7×10^{12}/L，Hb 100g/L，ESR 20mm/h。为巩固疗效，嘱咐多食营养物品。

病例三

患者汤某，女性，30岁。本镇某中学教师。初诊日期：1977年11月23日。

据患者诉1年前曾患钩虫病，经驱虫后，病已痊愈。曾孕育孩子1人，并无经产疾患。又无内外出血之证，只有近年来患慢性肾盂肾炎之病，经治疗现在大为好转，在恢复期中。

半年来经常眩晕，心悸，不眠，疲倦，面色萎黄，眼睑唇舌俱无华色，苔少，其脉微细，形体一般，饮食二便如平。

血常规检查：RBC 2.24×10^{12}/L，Hb 85g/L。大便检查，未发现钩虫卵。

此因患钩虫病后，血液生化不足之故。其经常眩晕、心悸等证，为血虚所致。遂用桂枝汤3剂，其病逐渐改善，继续服至9剂，其证均愈。12月14日血常规检查：RBC 3.62×10^{12}/L，

Hb 110g/L。嘱服当归生姜羊肉汤以为善后巩固疗效之施。

写在篇后

1.上面运用以治疗贫血的五方，皆有价格低、疗效高、用药简、药源足的优点，适合广大劳动人民的需要。

2.当归是补血的药，而当归建中汤尤为补血的方剂，为什么不选入应用呢？这有两点理由：①黄芪建中汤在补中生血之中，更有补气以资血之功，它比当归建中汤单纯补血而无补气者胜了一筹②当归原属活血之药，不是补血之品，观炙甘草汤是补血的主方，都没有取当归配伍。后世的四物汤中，用当归以理血，不是补血，故柯韵伯说："是方乃肝经调血专剂，非心经生血之主方也。"当归补血汤是补血的名方，反以黄芪为主药，当归则成为臣药以次之。基于上述两点理由，故所选以为运用补血之方，皆不用当归的。

3.人参养营汤与归脾汤同是补脾生血的方剂，而前者因有肉桂、熟地、远志等，长于补血；后者因有桂圆肉、酸枣仁、远志等，故长于补心安神。这两条方在补血中宜互相应用，不可偏废。

4.当归不是补血之药，也不是补血的治剂，都已阐述于前，而补血之药，应以何物为主呢？根据炙甘草汤的组织意义，炙甘草、大枣，是补中焦生血之源；桂枝、生地黄，一以宣心阳变化而赤，一以助心液与归心的浊气结合而成血；人参补气以资生血液，即补无形以生有形者也。以此理由而推广之，凡北黄芪、肉桂、远志、熟地、桂圆肉（与荔枝干、大枣三物共食，名三果饵，能补心肝脾三经而益血）、荔枝干等物，都是补血之品，至于当归主要用于妇女调经，尤为妙品。

从白虎汤"四禁"谈起

1959年夏天的时候,我院留医部先后收到两位高热病人,一个姓彭,男性,年龄24岁,某部队转来的。一个姓游,男性,年龄20岁,是某厂送来留医的。两位患者同样是青年,又同是患热性病的,病程皆有十多天了。证见高热不退,恶热不恶寒,下午尤甚,口温39~40℃,脉浮滑数,舌色赤,这是两者相同的。而姓彭的,汗多不渴,反喜唾,舌苔黄厚而滑。姓游的,渴饮反无汗,烦躁谵语,舌苔干黄。这是两者不同的。在病机来说,两者都是热入阳明,邪从热化,尚未达到燥实阶段。彭姓患者主用白虎汤加金银花、扁豆花、竹叶、芦根,以解阳明在经之邪。游姓患者则主用白虎加人参汤以清热生津化液,两人分别服药三剂,而同异各证都已解除,皆用沙参麦冬汤加参以滋肺胃之津,使竟全功而出院。

门人对该两例治愈其所以然之理皆不得其解,又经共同研究,也得不到能对该两例作指导的论点论据。于是向我提出询问:《温病条辨》中白虎汤的"四禁"为"白虎为达热出表,若其人脉浮弦而细者,不可与也;脉沉者,不可与也;不渴者,不可与也;汗不出者,不可与也。常须识此,勿令误也",书中既有记载,今你对彭案的不渴,反喜唾证,对游案的汗不出证,竟废白虎之禁,而又获效,这是什么道理?有无论点可据?请做详细解释。

我对他们说:白虎汤"四禁",《温病条辨》中虽有明文,但在自注中只说了白虎汤的利弊,对"懦者不敢用""孟浪者之乱用"加以说明,而于"四禁"的原因,反不谈及。因为

《温病条辨》的作者自以为白虎的四大（大热、大汗、大渴、脉洪大）主证，必须备具，然后才可用之，所谓"原有立竿见影之妙，若用之不当，祸不旋踵"。他说脉浮弦而细和脉沉，则不是脉洪大了；不渴、不汗出，则不是大汗大渴了，所以要禁。其用意不过如此而已。

我们又从《伤寒论》中探讨一下白虎汤的明文，一共八条，其中白虎汤证三条，白虎加人参汤证五条，对勘之一，可以得出其旨皈的。

"三阳合病，腹满身重，难以转侧，口不仁，面垢，谵语，遗尿，发汗则谵语，下之则额上汗出，手足逆冷，若自汗出者，白虎汤主之。"

"伤寒，脉浮滑。此表有热，里有寒（是里有邪之误，邪即有热也），白虎汤主之。"

"伤寒脉滑而厥者，里有热也，白虎汤主之。"

从上列经文三条观之，白虎汤是治阳明热盛的方剂，其中有本经表里热盛的；有三阳合病，而热重于阳明的，有阳明里热盛而致热厥的。至白虎汤证的脉诊，有滑、有浮滑等，俱属阳脉之诊。白虎汤的禁忌，只有下条"伤寒，脉浮，发热无汗，其表不解者，不可与白虎汤"。

"伤寒脉浮，发热无汗，其表不解者，不可与白虎汤。渴欲饮水，无表证者，白虎加人参汤主之。"

"服桂枝汤，大汗出后，大烦渴不解，脉洪大者，白虎加人参汤主之。"

"伤寒无大热：口燥渴，心烦，背微恶寒者，白虎加人参汤主之。"

"伤寒若吐、若下后，得之七八日不解，热结在里，表里俱热，时时恶风，舌上干燥而烦，欲饮水数升者，白虎加人参汤主之。"

"阳明病，若渴欲饮水，口干舌燥者，白虎加人参汤主之。"

从白虎加人参汤的证治，主要是清热生津，故每条皆有渴证的说明，而其中"舌上干燥而烦，欲饮水数升者"的叙述，可知其渴饮的程度了。至于无表热、脉洪大、无表证而背微恶寒，或时时恶风，也是本方的见证。

从两方的鉴别上，可以看出白虎汤是泻阳明热盛，而不能生津止渴。白虎加人参汤在清热泻阳之中，大有生津止渴的功能。《温病条辨》中谓白虎汤不渴者，不可与也，未免两方互混。

关于喜唾证的论述，《伤寒论》中有"大病瘥后，喜唾，久不了了，胸上有寒，当以丸药温之，宜理中丸。"《金匮要略》中也有肺痿多涎唾属肺中冷的记载，而喜唾属热者越少。但《温病条辨》中于加减木防己汤方中有"而赤口涎出者，重加石膏知母"的方法，并在小注中写有"《灵枢》谓'胃热则廉泉开'"一句。从这些论述中，我们可以看到肺气虚寒不能化气布津而喜唾，人所易知的。而胃热过于亢盛，消铄津液而渴者，这是正面的见证。胃热反能促进唾腺——廉泉、金津、玉液的分泌亢进，这是反面的见证。可知肺胃在寒盛和热盛的病例情况下，都能出现喜唾的见证。上面彭案由于热盛而见喜唾，而主用白虎汤治疗，无非根于"胃热则廉泉开"的论点指导而做出的。

至于汗的生化过程，是阴液得阳气之蒸化而成的，阳虚固不能作汗，阴液亏耗也同样不能作汗。上面游案在阳明热盛的阶段，竟见渴饮而汗不得出的证，其原因是阴液亏耗，汗源不继。主用白虎加人参汤，在清热泻阳之中，大生其津液，使阴液充而汗出病解。

从这两例的治疗，充分说明了白虎汤"四禁"，决不能墨守成规，宜从病因、病机中探讨，灵活运用，才不致蹈"食古不化"之弊。余言至此，门人始晓然有悟。

十枣汤对支饮、水蛊治疗有远效

十枣汤是峻逐水邪之剧毒剂，适合于大毒治病之用，邪正俱实之人，则一战可以荡平寇贼，拨乱反正，如涉虚者，用之不当，祸不旋踵。故胆识不足者，多不敢用，以致坐使病邪势大，至于不治，诚属遗憾。

现将十枣汤治疗支饮与水蛊证两例简述于下，以见痼疾之根深，非大毒峻剂，曷足以克治乎？

例一

1960年，我院留医部收到鼓胀病人刘某，男性，45岁，县属沙溪公社云汉大队农民。他患鼓胀已经年，屡医罔效，虽曾注射"撒利汞剂"，排尿较多，取快一时，而鼓仍不消除。其人体格魁伟，形气尚盛，能任攻伐，此有利条件也。二观其腹，大如五石之匏，皮色光泽，按之坚实，脐凸，叩诊浊音，肝脾未能触及。诊其脉沉实，面舌色俱平，苔白滑，小便短少，大便如平。据说胃纳尚佳，但不敢多食，恐饱胀难消。所幸气无喘促，咳嗽不作，与石水异。余谓他曰：此水蛊证也。治宜大毒峻剂为主，辅以补正，使邪去而正不伤，立身于不败之地也。

于是制定治疗方案，以理中丸、真武汤、附子粳米汤等三补，以十枣汤一攻。时仅一旬，治已九补九攻矣，腹胀已消，而人更精神充沛，出院回家务农矣。自后证无复作。

十枣汤之用量，先取大枣十枚，煎水取一杯，送大戟、芫花、甘遂末等分3克，平旦服，下后糜粥自养。

例二

内子吕某，体丰健硕，素无他病。中年后，竟得支饮证，渐成哮喘，不独寝不安席，即操持家务亦颇感不胜其劳。治以温中涤饮之剂，旋愈旋复，终非长治久安之计。余以她年正富强，竟得痼疾，若不乘其正气未衰、病根未深之际，施以拨乱反正、平邪荡寇之治，则痼疾终无已时，而遗患毕生矣。于是取十枣汤平旦服，作斩关夺门之竣攻方法，下后糜粥自养，以安胃气，并进服真武汤加法半夏，以后继用温药和之。自后，不独痼疾已除，而年迈古稀，寒冬凛冽，皆未尝复病。

余从本例之治，深感痼疾之成，多由姑息养奸，任令坐使病邪势大而致，同时认识到痼疾难解，非大毒竣猛之剂，何能起其沉痼耶？世俗每惑于攻邪伤正之说而不敢用，岂知蔓滋难图，必致戕害生命而后已，岂不惜哉！然而痼疾久缠，体虚不能胜任攻伐者，又不宜孟浪为之，以免招致人亡之祸，惟明达者审慎处之。

“阳明病下血谵语”的临床体会

《伤寒论》阳明篇经文说：“阳明病，下血谵语者，此为热入血室，但头汗出，当刺期门，随其实而泻之，濈然汗出则愈。”

按：阳明病不大便而谵语，手足濈然汗出者，这是燥气内实之诊。今阳明病，大便下血而谵语，但头汗出，就不是燥气内实，而是热入血室。"阳明之脉，其直者，从缺盆，下乳内廉，下夹脐入气街中"。血室之脉（即冲脉，以冲为血海故也），"起于气街……上行至胸中而散"。所以阳明经与冲、任脉皆有着密切的关系。阳明热盛，扰及冲、任血分，故下血。谵语者，不是燥气攻心，而是血受热扰，则心神昏乱，以心与冲、任同主血脉的。但头汗出，所以别于手足濈然汗出，是血下夺则无汗，热上扰则汗蒸的。因为本证是热伤血分，与阳明燥实无关，故治法不从阳明之攻下，而从刺期门以泻肝血之实，实去则变头汗为周身濈然汗出而解。综合各家的注释，皆是这样。而对于热入血室，多数认为指男子而言，女子则另有热入血室的专条论述。在治疗上，除刺期门外，犀角地黄汤对于本证的主治，却很恰当。

笔者对阳明病下血谵语证，曾用治阳明气分之法，其病却能受治而解，今特简介于下，用以就正于高明！

1960年初秋，我院留医部有病人连某，男性，年龄30岁，本镇某厂职工。高热已20多天，证见下血谵语，血色鲜红，烦躁，烦渴引饮，头汗出，小便赤，腹无所苦，脉滑数，面红，唇舌皆赤，苔干黄等证。初拟用犀角地黄汤，后因经济负担过重，改用白虎加人参汤。连服10剂，热退血止，各证俱解而愈。

关于本例的治疗方法，本于下列的三点。

1.其高热烦躁、渴欲饮水、脉滑数、面唇舌皆赤、苔干黄头汗出等症，皆是阳明热盛的见证。

2.人身气血，本自相维，是对立统一的两种物质。今气分热盛，伤及阴络，迫血下行，血分受扰，则神明昏乱而谵语。

3.由于气血互相维系的关系，轻证可用凉血清火，正治其血，重证则宜补气以维血，使气固而血自止。

今本例主用白虎汤以清气分之热，则不独气分之证可解，而血不受扰，下血谵语都除。用参者，一以生津以维持体液的消耗，一以补气以维血，正治隔治，各得其所，敌病以瘥。

从本例的实践证明，可知《伤寒论》阳明病"热入血室"一语，是泛指热扰血分的意思，与妇人经水适来适断的邪陷血室，不可同日而语。

"冒家欲解必大汗出"之体会

《伤寒论》太阳篇："太阳病先下而不愈。因复发汗，以此表里俱虚，其人因致冒，冒家汗出自愈，所以然者，汗出表和故也……"

《金匮要略·妇人产后篇》："产妇郁冒，其脉微弱，呕不能食，大便反坚，但头汗出，所以然者，血虚而厥，厥而必冒，冒家欲解，必大汗出……所以产妇喜汗出者，亡阴血虚，阳气独盛，故当汗出，阴阳乃复……小柴胡汤主之。"

按：上文二条，皆言冒家得汗而解之旨。上条言太阳病先下后汗，不循法度之治，致令表里俱虚，而阳郁不伸以致冒，其虽冒，但能汗出自愈，是表和阳气得以宣达之故。

下条言产后血虚则阴不维阳而郁，所以致冒，亦即血虚则肝失所藏，而不条达，故郁而冒矣。如得汗出，则阴阳乃复，郁阳得宣而愈矣。此两条致冒之因虽异，而其为阳郁不伸之病机形成则同，故皆得汗出而解，阴阳乃复其常故也。

关于冒家得汗而解之病机，征诸临床实践，诚属确当，现简介一例于下，以为古人之诠释，亦以见古人于观察病情，发现问题之心得。

青年男子阮某，外貌形体一般，以前无他病，年来得郁冒证，时作时止，经治疗未痊。后至我室诊治，检查后，无特异体征，故以达肝舒郁为治，投以当归四逆加吴茱萸生姜汤断续治疗数次，均无发作。他每次来诊，必携带包裹一件，余亦不以为意，未及询问，只得任之而已。

某日，他来院诊治，已挂本室诊号，他到院时，郁冒大作，即入急诊室，护理人员将情况转告于我。视之，见其趄卧床上，闭目不语，神志迷糊，面色苍白，呼吸细微，六脉沉细，四肢微冷，舌诊则未能观察。余意以为仍属阳气不宣，肝失条达之诊，继用前方治疗可矣，而现以难其醒寤为急，正拟灸百会等以甦之。他突然自醒曰：病解矣。见他神色俱复其原，但全身汗出溅溅，即在所带包裹中取出内衣裤更换，其换下之衣，皆如水之湿透，扭之，汗水淋漓。至此，余始悟其所带之包裹，以防冒解更换之衣服也。事毕，他领方而去。自后继续治疗，主用当归四逆加姜萸汤、吴茱萸汤、逍遥散加吴萸等方相间使用。匝月后，病已全愈，经数年家访，证未复作。

有一次家访，与病者言谈间，得知他肝气素盛，性急暴躁，事稍拂逆，感情冲动，冒即作矣。余谏之曰：此为你病之主因也，以后当遇事从容，严戒暴躁，病可不药而瘳矣。

从本例之治疗，余对于宣阳达肝以治郁冒之泫，更深一层认识，而对"冒家欲解，必大汗出"之论述，确非虚语也。

今尤有须一申其义者，肝属厥阴，厥者尽也，阴尽则阳生，故肝病既有其正面之阴证，亦有其反面之阳证。又从运气学说言之，"厥阴不从标本，从乎中也。"唯其病从中见少阳之热化者多，而从本气之风化者，亦非绝无仅有，今以本例详之。性急暴躁，为肝气素盛之生理现象，以肝之性善怒故也。事稍拂逆，感情冲动，属七情病因，非症状也。观其冒中见证，闭目不语，神志迷糊，面色苍白，呼吸细微，六脉沉细，四肢微冷等，此肝因情志之刺激，躁急之本性，反不能条达而郁，郁则阳气不宣，故外证反似寒象，不见热证，此为病从风化正面之诊，治宜养血和肝，温通经脉，则阳伸郁解而病愈。此阐明本例之生理特点与致病原因、病机反映、治疗要旨者也。

产后郁冒因有"呕不能食，大便反坚，但头汗出"（在言外之旨应有往来寒热之主证）之少阳半表里证，故用小柴胡汤从少阳以达郁。本例之见证既无少阳之证，更显示其厥阴证候，故必用当归四逆加姜萸汤论治，从厥阴以温经通阳，而效果与小柴胡汤之治不殊。可见谨守病机而又通权达变，在乎管人之善于灵活掌握耳。

历节与骨蒸之治验

患者李某，女性，63岁。住本镇仁厚里。

患者患历节痛风已一年之久，经中西医药治疗，效果未见理想。有的医生认为她的病是血不荣筋所致，投以大补气血之剂，其病加剧，手足关节红肿、灼热，人物皆不能触近，触则其痛彻心，呼叫泪下，足不能行，手不能握，两餐需别人喂食，二便更须用便盆在床上排泄。其人清瘦，但精神尚健，能自诉病情，侃侃而谈。戊戌夏，仰卧于自制轮椅，两人推来就诊。

诊其脉洪大，辟辟弹指，而色微赤，舌色光莹，无苔，观察四肢关节如上所述。余思其痛楚之甚，火为之也，火之燔灼，水之亏也，如此来势之病，滋水以济火，养阴以配阳，能有济于事乎？故必须泻阳以救阴，釜底抽薪，而后水不枯竭，而阴得以濡之也。即投以白虎加桂枝汤三服，并嘱以生鱼葛菜汤作辅助治剂。越三日复诊，其痛大减，能扶杖自行来诊，仍以前方治之。在治疗旬日期中，主用石膏已三斤之多，间服清骨散而厥疾遂愈。最后嘱服淮杞煲水鱼以善后。

亦尤有要申其义："肾主骨，诸筋皆属于节。"故人身之关节无不由筋骨所联属者也。换言之，关节之病变，即肝肾之病矣。故《金匮要略·中风历节篇》曰："味酸则伤筋，筋伤则缓，咸则伤骨，骨伤则痿。"又谓："寸口脉沉而弱，沉则主骨，弱则生筋，沉即为肾，弱即为肝。"此则详明指出关节之病变，与肝肾有直接之关系，此内因也。关节之所以能运动自如，又需阳气以温之，津液以濡之，而后能得其生理之常，故《黄帝内经》云："阳气者……柔则养筋""谷入气满，淖泽注于骨，骨属屈伸泄泽，补益脑髓，皮肤润泽，是谓液""是故血和则经脉流行，营覆阴阳，筋骨劲强，关节清利矣。"此之谓也。

至于关节病由内外邪相合而成者，如《金匮要略》所云有"汗出入水""饮酒汗出当风"使"营气不通，卫不独行，营卫俱微，三焦无所御，四属断绝"等。

今本例之病理形成，是内因多而外因少，诚如前述，"其痛楚之甚，火为之也，火之燔灼，水之亏也，故必须泻阳以救阴，釜底以抽薪，而后水不枯竭，而阴（包括津液血液）得以濡之也"。白虎加桂枝汤原为治温疟之主方，今运用以治历节者，取白虎以泻阳明之亢盛，即所以救少阴之水竭，且四肢皆禀气于阳明，阳明治而四肢之关节利矣。取桂枝以行经脉而调营卫，即本方原文"骨节烦疼"之主治也。

食养两方之意义，取生鱼（又名斑鱼）、鳖鱼（即水鱼）以滋补真阴，而水鱼又长于治骨蒸劳热。葛菜于滋阴之中，治其痰火之亢旺。怀山药、枸杞助水鱼以补肝肾之阴也。

产后得蒸

余自业医之初，学识浅薄，复鲜经验。加以旧社会轻视少年入与"医不三世，不服其药"之积习，故余之业务，可谓"门堪罗雀"，萧条景况，可想而知。

本区庞头乡有郑某，老华侨也，娶妻方氏，年华少艾，红妆白发，匹配未免不称，而一索得男，足堪告慰于闺帏矣。

方氏于初产旬日，以素无他病之躯竟以病闻。证见遍体骨痛，运动俱受障碍，渐至虽不运动，亦感痛如焚灼。医者多以产后血虚妄投补益之剂，不独痛不能减，甚至更增其苦楚。

乙亥夏，由邻乡蔡某（蔡之次女得神病，经余治愈。蔡与病家系属亲谊）之推荐，延余诊治。见患者，形容羸瘦，弱不堪支，而面唇反若涂朱，舌赤苔黄，脉细而数，抚其肌肤，温度和平，而患者则自感热从内蒸，全身骨痛如刺。询悉分娩时，属顺产，但去血过多，今已净止矣。二便自调，饮食一般，而痛楚甚则卧不入寐，举动不能。余反复研讨，认为病已蟾园两度，当属久缠之证，而产后去血过多，又为主因，脉证一派阴虚阳亢之征，更误于前医之温补，其为产后骨蒸之证，固无可置疑矣。治宜先去其蒸，使阳不亢旺，而阴自不受扰矣，遂用柴胡清骨散嘱服二剂，并自加猪脊髓15克同煎，服时加猪胆汁、童便各一酒杯。

第三日复诊，骨痛蒸热已减，余证好转，因改用大补阴丸加归芍，服三剂，并同时炖服淮杞水鱼汤，使双管齐下，奏功更捷，三服竟而诸证悉痊矣。

柴胡清骨散载在《医宗金鉴·杂病心法》中，妙在以猪脊髓治骨髓之病，同类相求也。而胆汁、童便又取二物以降肝肾之阳，使之下潜，不致亢旺为害也，是于草木无情之中，寓以食疗之旨，法至善也。

世谓产后多虚宜补之说，固有至理存焉。而"大实有羸状，至虚有盛候"，又为事物中之不常也，本例是矣。故医者治病，必知其常，更知其变，而后神圣工巧，操诸吾手，春回大地矣。

阮杏泉医论医案精选

阮杏泉简介

阮杏泉，男，广东中山人，擅用伤寒及温病方救治危重疑难病证，累起沉疴，深受中山及周边群众欢迎，于1979年4月在中山县"三老"（老中医、老草医、老药工）会议上被评为"中山县名老中医"。

阳虚脱证危候治验

温某，男性，年74岁，三角公社爱国大队社员，于1965年9月中旬晚饭后，突然面现苍白，昏厥不知人事，舌蹇不能言，汗出如雨，两手不能握，身不能转动，呼吸急促而喘，四肢厥冷，脉微几不可得，口角流涎，邀余外诊。

《黄帝内经》有"诸寒收引，皆属于肾"，又"诸厥固泄，皆属于下"，又"阳气衰于下，则为寒厥"，又"暴厥者不知与人言"（不省人事为厥之重者）。《金匮要略》云："邪在于络，肌肤不仁；邪在于经，即重不胜；邪入于府，则不识人；邪入于脏，舌即难言，口吐涎。"

此为肾阳虚，虚阳外脱危候。盖肾藏精而气根于肾，《黄帝内经》谓"清阳实四肢"，今肾阳虚不充于四肢，则手不能握，而四肢厥冷。肾为水脏，"肾者主水，受五脏六腑之精而藏之，故五脏盛乃能泻"，今肾阳虚则气不化水，则成痰饮，上闭心包，则昏不知人，口吐涎沫。其脉微几不可得，舌卷难言者，肾将绝也。肾不纳气则呼吸急促而喘，汗出如雨则虚阳外脱矣，证之危殆可知。当此之时，唯一方法，在于扶正以祛邪，急投大剂参附汤，庶几元阳复而邪内解，或可转危为安。当时曾预言，患者愈后可能有语音不正常之后遗症。

大剂参附汤：附子125克，高丽参24克。煎服。

二诊：昨服药后4小时左右，患者神志稍醒，能发出微弱而断续的语音，两手稍能动，仍照前方，分量稍减，附子94克，高丽参28克煎服。

三诊：诸症悉减，汗止，再拟附子62.5克，高丽参13克煎服。

四诊：服后，诸症若失，病情基本解决，乃改用：附桂八味丸18丸，3天分服，后再予：附桂理中丸30丸，10天分服，病痊愈。

1973年走访，温某已82岁，精神甚佳，只是语音不很正常，但每天能干一些家务，并能行40分钟路程，寿至85岁而终。

体会：1.《素问·生气通天论》："阳气者，若天与日，失其所则折寿而不彰。"乃指肾属先天，阳乃元阳，人身有此阳气，犹天之有日也，天得日之光明而能普照；人赖阳气温煦，则身体健壮。今温某乃肾阳虚脱危证，非用力专任重之大剂参附汤以回阳固脱不可。

2.有后遗症者，盖本于十二经脉循行学说，"足少阴肾脉，起于小趾之下，斜走足心，出于然谷之下，循内踝之后，别入跟中，以上腨内，出腘内廉，上股内后廉，贯脊，属肾，络膀胱；其直者，从肾上贯肝膈，入肺中，循喉咙，夹舌本。"缘患者年逾古稀，肾之生理退化，即使此次肾阳虚脱危证幸而获痊，肾之元阳虚衰是意料中事（舌为心之苗，心主语），又安能从小趾而直达于舌本以充实之乎。这是根据经络循行之说而作出预言，此其一。再则《黄帝内经》有云："声如从室中言，此中气之湿也。"又"言而微，终日乃复言，此夺气也。"元阳虚损，在青壮年修复，尚有可苦，似此风烛残年，以言修复，不亦难乎，此其二也。今预言虽然得到了实践证明，但仍待今后之实践再实践，证明再证明。此言当否，请质之高明指正。

阳痿三例治验

阳痿，即阳事不举，或临房举而不坚的一种病患，虽不是常见之病，亦非罕见之疾。它既有碍于身体，更影响生活情趣与心理状态。

中医学对此病早有论述。《灵枢·邪气脏腑病形》："肾脉大甚为阳痿。"张景岳释之："阳痿者，阳不举也。"《灵枢·经脉》谓："足厥阴之病，阴器不用，伤于内则不起，伤于寒则缩入，伤于热则纵挺不收。"《临证指南医案》："又有阳明虚则宗筋纵，盖胃为水谷之海，纳食不旺，精气必虚，况男子外肾，其名为势，若谷气不充，欲求其势之雄状坚举，不亦难乎？治唯通补阳明而已。"历代医家皆认为，本证多涉及肝、肾、阳明三经。

依笔者浅见，关键在于肾。肾者，先天之本，肾虚，禀赋薄弱，下元亏虚，命门火衰是本证的根本，正如《素问·灵兰秘典论》谓："肾者作强之官，伎巧出焉。"《素问·六节藏象论》谓："肾者主蛰，封藏之本，精之处也。"《难经·三十六难》谓："肾两者，非皆肾也。其左者为肾，而右者为命门。"张介宾释之："命门为元气之根，为水火之宅，非此不能滋，五脏之阳气，非此不能发。"实即如《内经》所谓："肾者主水，受五脏六腑之精而藏之""阴阳之要，阳密乃固。"张景岳所谓："火衰者，十居七八，火盛者仅有之耳。"论述得十分切实中肯，可以认为治疗本病提出了纲领性治则，因此，温补肾阳是最重要的一环。

根据《素问·至真要大论》："诸热之而寒者，取之阳。"王太仆说："益火之源以消阴翳。"笔者拟《景岳全书》右归饮加味，投以大剂，治疗此疾收到良好疗效：附子、杜仲、巴戟天、锁阳、肉苁蓉、金樱子、覆盆子、熟地黄各32克，山茱萸、枸杞、淫羊藿各16克，桂心6.2克（焗），炙甘草9.6克。

熟地、山茱萸、枸杞培补肾阴，肉桂、附子、巴戟天、肉苁蓉、淫羊藿、锁阳温补肾阳，杜仲强壮益精，炙甘草补中益气，金樱子、覆盆子固肾涩精。

病例一：郑某，本县濠头乡人，旅加拿大温哥华埠，于1934年返回祖国。时余设医寓于濠头乡。郑君已婚，逾十年未育，求诊于余。审其脉沉，阳事不举，举亦无力而早泄，筋骨痿软，腰膝酸楚，腿足无力，不良于行等一系列症状，实属肾阳不足所致，用上药加鹿尾巴、高丽参、鹿茸，炼蜜为大丸，每次二丸，早晚各一次，为期一月，诸症痊愈，翌年举一子。

病例二：杨某，男性，30岁，三角公社和平大队代销店职工，婚已四载，向来阳痿早泄，不任房事，于1978年8月邀余诊治。

查：患者发育良好，但声音低微，精神萎靡，疲惫不堪，终日思睡，不胜任过度劳累的劳动，夜尿甚多，每晚二三次，脉沉迟，肾脉重按才至，向来五七天滑精一次，劳甚时甚至每晚二三次，由于患阳痿早泄，对性生活生畏，因此十分悲观消沉。

经按如上处方（缺山茱萸、巴戟天）服药四剂已有收效，诸症悉减，已任房事，共服十剂患者自觉精神充沛，前后判若两人，时隔一月，喜告于余，自诉已全解决，余嘱之，按此方20剂一疗程，隔七天再服，连服几个疗程以巩固疗效。

病例三：罗某，43岁，三角公社爱民大队社员，患者20岁已结婚，已生有4个子女，近两年来腰肢酸楚，膝冷股寒，夜尿多滑精早泄，每逢房事之后，周身疲惫不堪，如遭毒打一样，求诊于余，检其脉沉细，拟前方，投以6剂，过后路遇于余，喜告药到回春，又曾连服10余剂，余嘱之，依此方连服二个疗程。

冬温证危候治验

欧某，女性，4岁，住斗门县白蕉公社白石大队。患儿于1961年1月10日发病，头痛无汗，鼻干气燥，继则恶寒高热嗜睡，曾在白蕉医院门诊治疗，于1月17日晚8时来我院急诊，患儿已呈昏迷状态，头左右摇摆不停，颧赤，瞳孔散大、直视，肢冷脉伏，烦躁不安（睡卧时左右转侧不定），手足瘈疭，气促，鼻扇痰鸣，近三天来大便未行，经中西医会诊，原因不明，暂以对症治疗，病儿家属要求留医，用中药治疗。

病理考证

吴鞠通："热邪久羁，吸烁真阴，或因误表，或因妄攻，神倦瘛疭，脉气虚弱，舌绛苔少，时时欲脱者，大定风珠主之。"

《金匮要略》："息摇肩者心中坚。"

《黄帝内经》："赤欲如帛裹朱，颧如赭色，病难救也。心热者色赤而络脉溢也。"又："诸热瞀瘛，皆属于火。"

张仲景："形体烟煤，直视摇头者，此心绝也。"

病情分析

此属冬温危候。冬有非时之暖，感而即病。盖高热虽卒退，非真热退也，乃肝肾之阴竭于下，心肺之孤阳越于上，经谓"阴阳离决，精气乃绝"。此虽肢冷脉伏，体温36℃，呈现一派阴寒现象，乃假象耳，观其舌绛颧赤如涂朱，头摇摆不宁，三天未有大便等，为阴虚阳盛无疑，乃仲师所谓"热深厥亦深，热微厥亦微"之理。又患儿直视摇头，幸形体不致如烟煤，且颧赤如帛裹朱，病虽恶化，正气未至于崩溃，尚有挽救之可能。热入营中，消烁真阴，以致水不涵木，而肝风内动，病情属热属虚，诚如何秀山先生所说："血虚生风者，非真有风也，其因血不养筋，筋挛，伸缩不能自如，故手足瘛疭，类似风动，故名曰虚暗风，通称肝风，温热病多见此者，此热伤阴液故也。"治宜柔润息风，急投大定风珠。

治疗经过

当晚服大定风珠一剂。鳖甲15克，龟甲15克，麦冬10克，阿胶10克（烊化），麻仁15克，牡蛎15克，白芍15克，生地黄12克，北五味子9克，甘草3克，鸡子黄1只（冲服）。

1月18日复诊：瘛疭减，烦躁止，神志稍醒，大便瘀黑而臭，脉伏转沉，重按可见，舌绛，但体温升至38.8℃。虽肝风稍息，而营血之邪热未已，拟犀角地黄汤合犀角尖0.625克冲服，牡丹皮、生地黄、白芍各15克，紫雪丹0.625克冲服。

1月19日三诊：体温36.9℃，头摇大减，大便二次，下棕黄色黏液（俗称麻糖鸡屎），并下蛔虫10余条，四肢仍有瘛疭，再予大定风珠一剂，剂量如前。

1月20日四诊：头摇瘛疭俱止，舌仍绛，日晡潮热，颧赤，右脉转数，再予犀角地黄汤一剂，剂量如前，由于神志清醒，故减去紫雪丹。

1月21日五诊：舌绛转红，潮热退，口烂龈糜不思食，此胃阴未复，虚火上炎，予甘露饮一剂：天冬10克，麦冬10克，黄芩10克，生地黄12克，熟地黄12克，枇杷叶15克，绵茵陈15克，枳实6克，石斛6克。每天1剂，连服3剂。

1月24日六诊：诸症皆愈，只微咳嗽，予清燥救肺汤一剂，是日病愈出院。

清燥救肺汤：阿胶（烊化）9克，北杏仁9克，麦冬9克，桑叶9克，火麻仁12.5克，枇杷叶15克，甘草3克。

体会

1.伏脉之象，沉极而几至不见，必须重按至推筋着骨，始微觉隐现，脉象见此，非大热则大寒，一有误治，死生反掌。

2.叶天士云："冬令应寒，气候反温，应藏反泄，即能致病，名曰冬温。温为欲热之渐，非寒证得汗可解。若涉及表邪一二，里证必兼七八，治法以里证为主，稍兼清散，设用辛温，祸不旋踵矣。"是诚见道之谈。

周伯姚医论医话精选

周伯姚简介

周伯姚，男，生于1894年，17岁到江门拜梁亦符为师学习中医，3年后出师在石岐开业。崇尚仲景，精究方药，擅用经方，对《伤寒论》感悟甚深，辨证施治每获奇效。是中山市中医院"开院五老"之一，1959年先后被评为中山县名老中医和佛山地区名老中医。从事中医50多年，远近闻名，晚年号称"周公"。

忆我的父亲周伯姚

周洁荣

那是一个明丽的晴天，我回到家乡中山，仰望着眼前这座建筑物，既陌生又亲切。陌生是因为这是我第一次见到它，亲切是因为这里是我曾经工作多年的地方，它就是中山市中医院—— 一个服务中山市民数十年的现代化中医院。看着这栋焕然一新的现代摩登大楼，明亮宽敞的大堂，工作繁忙的医生护士和在候诊室里聊天的病人，让我怀念起过去的日子，尤其是在中医院的点点滴滴，如同一部纪录片交错了时空般在我眼前展现。镜头推近，我仿佛看见一个熟悉的身影，正在医院的诊室里辛勤地工作着。他的一举一动，他的音容笑貌，一一呈现在我的眼前。

他，就是我的父亲——中山市著名的中医师周伯姚先生。从1957年筹办中医院直到退休，他为中医院，为中山市民奉献了自己大半生的才学和精力。

镜头推格到五十年前，当时的中山县政府拟筹办中医院提供更好医疗服务于广大的中山市民。但正值百废待兴之时，中医院的创建急需有能之士的参与，有关方面便诚意邀请父亲主持中医院的创办工作。当时父亲已是中山市有名的中医师，拥有自己的医馆，收入不菲。转而主持一间新医院的创办，做"开荒牛"，不但困难重重，而且收入也将大大减少。但本着造福人群的宗旨，父亲没有丝毫犹豫就一口答应下来。当时全院包括五个医生在内总共才十个工作人员，院址选在一个大祠堂里，就是在这样简陋的基础上，父亲和全院的同事一道，以院为家，克服各种困难和不足，经历数十载风雨，把中医院办成了中山市有名的医院。现在的中医院，已成为一所集医疗、教学、科研、预防和保健一体的综合性三级甲等中医医院，国家示范中医院，广东省百家文明医院。并于2001年被省委、省政府授予"广东省文明窗口单位"称号。父亲泉下有知，必甚感欣慰。

历史的镜头带我重回过去，我仿佛看到一个单薄的身影，在崎岖的路上走着，他身上只带着一只小小的旅行箱，只身一人来到陌生的异乡——中山的溪角。

父亲出生于中医世家，他的父亲即我的爷爷当时在台山开办药材铺，也为村民看病治疗，声誉甚隆，连台山县长也亲赠"不为良相，必为良医"的牌匾。但当时正逢乱世的中国苦难重重，而不幸也降临到父亲一家。海盗闯入药材铺抢劫，父亲负伤逃脱，而爷爷则被海盗捉去，后来海盗勒索不遂撕票，爷爷被杀。在此彷徨之际，有人建议父亲到有小澳门之称的中山，父亲辗转来到中山行医，便有了刚才的一幕。

初到中山，虽然人生地不熟，但凭着高超的医术，父亲很快便在中山打响了名誉：在溪角，他治好了两个濒临死亡的人而声名大噪，然后他来到石岐，继续赠医施药。抗战期间，父亲又在澳门行医八年，声誉日隆，后来更被称为中山四大名（中）医之一。

能成为一位名医，父亲有他独特的为医之道。中医"望、闻、问、切"，他以切脉为最擅长，看温病为主。但更重要的是他能不拘泥于古，能大胆创新。他常常配合环境气候的变化，定方开药，而他也常常为此教学生，我从中也得益不少。他十分重视对药的认识，要求学生一定要认识药理、药性。一句简单的打油诗"识医不识药，十医九不着"，反映了他对作为中医的基本要求，便是对药的认识。作为一个有医德的医生，父亲对病人的关切程度远胜于一般。有次我看见他坐在家坐堂看诊时，很是生气地样子，我问何事，他说病人对自己的病情说的不清不楚，让他很是焦急。他常说，作为一个医生，必须首先对患者的病情了解清晰才能做出准确的诊断，否则会误诊误事，人命关天呀！

父亲也十分强调作为医生的另一医德便是对同行的相互尊重，他常教诲他的学生不要说别人的坏话，毁人的声誉，也不要在不清不楚情况下片面去指责别人。特别是有些患者在别的医生看不好而转至他处时，他也从不对他人说三道四，而是委婉而又客观地为病人总结分析。在他眼里，医生的声誉如同生命，你随便毁人声誉便如同毁其一生。而作为一个名医，父亲更是对自己要求严格，对每一个病人一视同仁，对每一个病例一样重视，几十年的积累，才能有良好的声誉。

父亲是一个倔强的人，也不会奉承人，所以他的一生也不是一帆风顺的。在一段颇长的时期，他也曾饱受各种屈辱，但能继续治病救人，对于他来说，已是最大的安慰。虽然如此，仍未能泯灭他的一颗爱国之心。他曾对我移民加拿大很不以为然，说为何出去做洋奴？所幸的是，我们移民来加后，能把中医的传统在温哥华甚至北美发扬光大，让中医不仅为华人服务，甚至让许多的洋人也亲身体验中医的奇妙。我想，这也是父亲料想不到，而又深感欣慰的。

作为一个传统的中医，父亲对培养下一代倾注了很多心血，而且毫无保留。在中医院工作期间，他们特别设置培训班，培养了一大批的医生和护士，而这些人才陪伴着中医院的发展和成长，日后也成为中医院以至中山中医行业的重要骨干力量。他们分配到中山各地为市民服务，有些甚至走出海外，把中医的精髓传遍世界各地。记得当时《澳门日报》也曾特意报道称颂中山市中医院为此作出的贡献。即使是现在，中山市中医界，甚至海外的中医同仁，对父亲也是相当的尊敬，作为他的后人，我常常感受到这些影响。而此次重临中医院，让我更加深深体会到父辈们为人为医的良好医德医风在继续传承并发扬光大。

一声轻轻的咳嗽把我从记忆的影像中拉回。一个小女孩在母亲的陪伴下看病，母亲安慰她说："不用担心，这里的医生都很好，很快就没事，又可以去上学啦！"我看着他们走进医院的大堂，看着门诊医生亲切询问着小女孩的病情，熟练触摸着她的脉象，一如当年年轻的父亲，坐堂诊病的情景。我忽然有一种触动的感觉，抬头望了望明丽的晴天，慢慢走出中医院的大门，心里一边在想，回去有些东西我要把它记下来，一定要……

忆恩师周伯姚先生

中山市中医院保健科　张灵芝

　　我曾有幸跟师中山名医周伯姚先生，虽然时间不长，但几十年过去了，跟师的点滴，仍历历在目。周老的高尚医德和精湛医术给我留下了深刻的印象。现录几则记忆片断，以纪念周老。

　　周老与余子修等几位老中医于1957年3月共同创建了中山中医院，是五大创院元老之一。因周老名声在外，求诊者众多，他每天的患者达120~150人，可谓深受群众欢迎。

　　令我印象颇深的是，在相当长的一段时间里，每天晚上有许多渔民，自发地从水乡各地"撑着"小艇来到中医院，在医院大门两旁摆着草席，边睡觉边排队挂号。好像是早上7：00，他们通过设在医院外墙的窗口挂号，诊病抓药后赶回家吃午饭。因外来求诊者多，不少人很难挂到周老的号，城里有些单身汉（黄牛党），每天晚上会加入挂号队伍里排队挂号，次日早上将挂号预约票以3~5角钱转卖给挂不到号的患者以牟利（印象中1970–1980年挂号费1角／张）。

　　周老诊室印象：每次跟诊学生有3~4名，与周老和患者围桌而坐。

　　周老诊治过程：患者多数是中山人，周老先是认真听患者诉说起病经过、自觉症状和治疗经历等，然后望色、察舌、闻诊、诊脉，口述一次病情，确定方证后，周老嘱学生书写处方。接着用同样方法为下一患者诊疗，又嘱另一学生书写处方。学生开出处方呈交周老审阅修改，周老签名后再交给患者交费取药。跟师过程中，周老所开的处方以治疗温热和湿热类居多。

因上午多诊疗繁忙，周老无空暇向学生讲解，下午稍有空闲便接受学生提问。他告诉我们的两件趣事我现在仍记忆犹新：一是在解放前，因周老名气大，经常有人冒充他的名字在沙田地区摆摊开诊。二是经常有人请他出诊，如果到路途较远的乡村（如南朗），他要乘坐 4 人大轿出入，以策安全。

跟诊周老我学到了"四藤汤"（海风藤、宽筋藤、鸡血藤、钩藤/络石藤）。几十年来，我用"四藤汤"时都不用钩藤，对热痹者合用四妙散加味；对肝肾不足痛痹者配用六味地黄汤中的"三补"加党参、杜仲；对外伤日久，筋骨疼痛者，配用六味地黄汤中的"三补"和杜仲、续断等，临床疗效肯定。

一直以来，我不明白周老"四藤汤"中为什么用钩藤，直到近几年了解到西医用骨骼肌松剂合解热镇痛剂、肾上腺皮质激素类、免疫抑制剂等治疗风湿性关节炎、类风湿性关节炎等疾病，才揭开"四藤汤"中钩藤的奥秘（钩藤含钩藤碱，有抗惊厥和解痉作用）。

也许有人会问：治痹不是有防风汤、乌头汤、薏苡仁汤、桂枝芍药知母汤、独活寄生汤、宣痹汤、白虎桂枝汤、黄芪桂枝五物汤吗？周老是广东台山人，他非常了解岭南人的体质和饮食习惯，因当地饮食多清淡少盐，粤菜气味俱薄，岭南人体质多肌腠疏松，因此周老创制出适合中山人的宣疏气血、通络止痛治疗痹证的"四藤汤"，可谓是因地制宜也。

但令我不解的是，周老名气大，医德好，医术高，为人也随和，但中山县《中医学术经验汇编》一书却没有周老的经验介绍和医案医话，不能不说令人遗憾。

　　我父亲是个中医爱好者，也是周老的老病号，我童年时期经常听父亲和其他老人传诵周老的医术医事，在65岁以上的老中山人记忆中，周老的医德医术和音容笑貌仍为人津津乐道，堪为后世之师也。

　　谨以此文纪念周伯姚先生！